Abhandlungen aus dem Bundesgesundheitsamt · Heft 8

Masernschutzimpfung

Gutachten des Bundesgesundheitsamtes
nach dem Stand vom Oktober 1968

Herausgegeben von Georg Henneberg

unter Mitarbeit von

Werner Anders · Karl-Ernst Gillert · Georg Henneberg
Hartwich Köhler · Hildegard Lange · Peter V. Lundt
Günther W. Natho · Hans-Philipp Pöhn · Hansjürgen Raettig
Ilse Tischer · Herbert Voss

Mit 13 Abbildungen

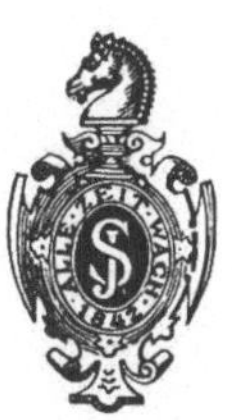

Springer-Verlag Berlin · Heidelberg · New York 1969

Library of Congress Catalog Card Number 077-82424

ISBN-13: 978-3-540-04396-6 e-ISBN-13: 978-3-642-87419-2
DOI:10.1007/978-3-642-87419-2

Titel-Nr. 04008

Inhaltsverzeichnis

0. Einführung

Die Einführung der Schutzimpfung gegen die Kinderlähmung bestätigt erneut die Wirksamkeit einer intensiv durchgeführten Immunprophylaxe. Der Erfolg lag in einer ganz wesentlichen Einschränkung des Vorkommens des Erregers und damit in einer geänderten epidemiologischen Grundsituation. Dies gibt Anlaß, alle weiteren von der Forschung vorbereiteten Möglichkeiten der Verhütung und Bekämpfung ansteckender Krankheiten, speziell der virusbedingten, zu beachten. So ist zu erwägen, ob und wie weit der öffentliche Gesundheitsdienst sich der neu eingeführten Impfstoffe gegen die Masern bedienen soll, um die Verbreitung auch dieser Kinderkrankheit zu beherrschen.

Die Bearbeiter der vorliegenden Stellungnahme zur prophylaktischen Impfung gegen Masern glaubten, nur dann ihrer Aufgabe gerecht werden zu können, wenn sie erst nach einer eingehenden Darstellung der epidemiologischen, virologischen und immunologischen Einzelheiten ihre Schlußfolgerungen ableiteten, um damit dem im Gesundheitsdienst Tätigen die Möglichkeit einer eigenen Urteilsbildung zu schaffen.

Aus der Beschreibung der Epidemiologie der Masern und der Besonderheiten ihres Erregers, der Nennung der zur Verfügung stehenden Impfstoffe und dem Zitieren der Erfahrungsberichte über deren Anwendung werden die Indikationen und Kontraindikationen der Masernschutzimpfung abgeleitet.

Die Prophylaxe und Bekämpfung der übertragbaren Krankheiten bleiben noch weiterhin eine äußerst wichtige Aufgabe. Trotz mancher Fortschritte ist es nicht zur Ausrottung der Erreger gekommen. Zahlenmäßig ist sogar eine ungünstige Entwicklung in der Epidemiologie übertragbarer Krankheiten zu beobachten, denn die Gesamtzahl der Erkrankungen (mit Ausnahme von Tuberkulose) ist von 1962 mit 50 711 bis zum Jahre 1967 auf 82 729 angestiegen.

Im Durchschnitt der Jahre 1961 bis 1965 starben jährlich in der Bundesrepublik (ohne Berlin-West) an

Keuchhusten	142 Personen
Wundstarrkrampf	140 Personen
übertragbarer Gehirnentzündung	47 Personen
und an Masern	135 Personen.

Innerhalb dieser vier übertragbaren Krankheiten spielen Sterbefälle bei Kindern eine Rolle. In der Todesursachenstatistik des Statistischen Bundesamtes sind die demnach als bösartig zu bezeichnenden übertragbaren Krankheiten aufgegliedert ausgewiesen. Hinsichtlich der Altersverteilung (vgl. Abb. 1) zeigen sich zwei Typen: Keuchhusten und Masern mit der Prävalenz der ersten Lebensjahre und Wundstarrkrampf mit der Prävalenz der Altersgruppe über 20 Jahre.

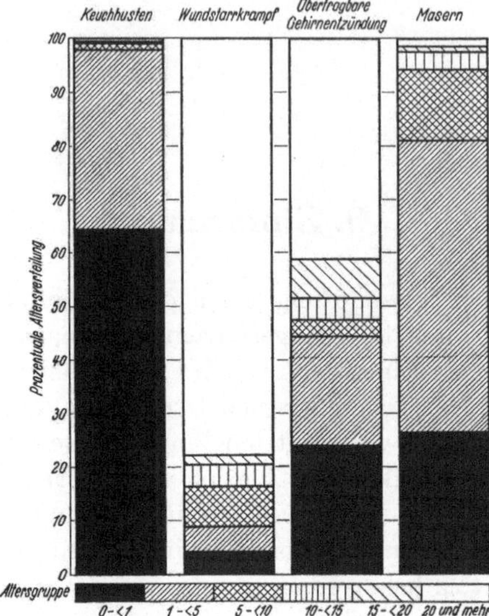

Abb. 1. Prozentuale Altersverteilung bei den in den Jahren 1961—1965 in der Bundesrepublik Deutschland an Keuchhusten, Wundstarrkrampf, übertragbarer Gehirnentzündung und Masern Gestorbenen (ANDERS)

Die übertragbare Gehirnentzündung nimmt eine Zwischenstellung ein.

Die Medizinalverwaltung eines Landes wird in der Vorbeugung übertragbarer Krankheiten durch aktive Schutzimpfungen gewisse Schwerpunkte setzen müssen:

1. Vorrang behält die gesetzlich vorgeschriebene Pockenschutzimpfung. In einer ungeimpften oder mangelhaft geschützten Bevölkerung würde sich eine Einschleppung verheerend auswirken, entsprechende Erfahrungen in den vergangenen Jahrzehnten bieten hierfür genügend Beweismaterial.

2. Große Anstrengungen müssen gemacht werden, um die Bevölkerung weiterhin für die Impfung gegen die Poliomyelitis zu interessieren und die Impfmüdigkeit zu überwinden. Die Schutzimpfung hat fast zu einem Verschwinden der Poliomyelitis geführt. Doch darf man nicht vergessen, daß noch im Jahre 1961 4700 Personen an Poliomyelitis erkrankten, von denen 300 starben, und daß sporadische Krankheitsfälle, autochton oder eingeführt, das Vorhandensein von Poliomyelitisviren anzeigen.

3. Die Verhütung des Keuchhustens, welcher vor allem im Säuglingsalter bedrohlich verläuft, sei an dritte Stelle gerückt. Im Durchschnitt der Jahre 1960 bis 1964 starben 175 Kinder.

4. Die Vorbeugung des Wundstarrkrampfs durch die aktive Impfung verdient besondere Aufmerksamkeit. Noch immer erkrankten im Durchschnitt der letzten Jahre 200 Menschen, von denen etwa 100 starben.

Schon die prophylaktische Schutzimpfung der vier genannten Krankheiten, deren Wirksamkeit in der Regel nur durch Wiederholungsimpfungen erhalten werden kann, stößt vor allem in den Gesundheitsämtern der Landkreise auf große Schwierigkeiten. Durch die Hinzunahme weiterer Impfungen würden diese noch erhöht, wenn es nicht möglich ist, mit Mehrfach-Impfstoffen oder simultan zu impfen.

In öffentlichen Impfterminen kann pro Jahr nur höchstens ein- oder zweimal in einer Impfaktion die Bevölkerung der Gemeinden eines Kreises geimpft werden. Auch bei optimaler technischer Ausrüstung scheint es ausgeschlossen, den Impfschutz einer Bevölkerung so hoch aufzubauen, daß er tatsächlich die Kinder vor allen Erkrankungen schützt. Der bisher erreichte Durchimpfungsgrad bei der Pockenerstimpfung beträgt im Durchschnitt der letzten 10 Jahre 83 %. Durch die orale Poliomyelitisimpfung werden von den nachgeborenen Jahrgängen im allgemeinen zwischen 70 und 85 % erreicht. Die Pertussis- und Tetanusdurchimpfung der Bevölkerung liegt nicht höher als bei 30 %. Damit sind aber nur die Erstimmunisierungen und nicht die unbedingt notwendigen Wiederholungsimpfungen berücksichtigt.

Vor allem in den Vereinigten Staaten von Amerika wurden in großem Umfang Impfaktionen mit dem Ziel durchgeführt, die Masern auszurotten. Der bisherige Erfolg scheint den Aufwand zu rechtfertigen, die anfangs vorgebrachten Einwände gegen die Impfung, Unverträglichkeit der Impfstoffe und mangelnde Sicherheit für die Dauer der Immunität, wurden entkräftet. Gesundheitsdienste der Länder, in denen Schutzimpfungen gegen Masern nicht in gleichem Umfange wie in den USA durchgeführt werden, laufen nun möglicherweise Gefahr, die Bedeutung der Masern zu bagatellisieren und damit eine Aufgabe des Gesundheitsdienstes zu vernachlässigen, wenn sie nicht nach reiflicher Überlegung und nach Abwägen aller Faktoren handeln und der Bevölkerung einen ihr zustehenden Schutz vor einer Infektionskrankheit angedeihen lassen.

Im folgenden soll versucht werden, eine kritische Stellungnahme zu dem Problem einer Masernschutzimpfung aus dem bisher vorhandenen Wissen über dieselbe abzuleiten; dies kann nur geschehen, wenn die die Bevölkerung unseres Landes betreffenden Umstände in der Epidemiologie der Masern und Besonderheiten der Gesellschaft berücksichtigt werden.

I. Epidemiologie

Die epidemiologischen Charakteristika einer Krankheit aufzuzeigen, die etwa 90 von 100 der Kinder im ersten Lebensjahrzehnt durchmachen, begegnet Schwierigkeiten. Da für die analytischen Erörterungen notwendige Vergleiche mit Kinderpopulationen, die keine Masern durchmachen, nicht möglich sind, kann nur deskriptiv vorgegangen werden, wobei sich auch noch große Lücken zeigen. Die Masern gehören zu jener Gruppe von Krankheiten, die zu einer Domäne der Kinderheilkunde geworden sind, für die sich das öffentliche Gesundheitswesen erst sehr spät interessierte; denn jeder macht sie in seiner Kindheit durch und „Alltägliches“ ist schwer zahlenmäßig zu erfassen.

Grundlage für eine Aussage über das Masernvorkommen wäre eine Morbiditätsstatistik; da die Masern nicht zu den meldepflichtigen Krankheiten gehören, ist eine solche nicht vorhanden.

Die Masern werden im Bundes-Seuchengesetz (BSeuchG) genannt: In § 3 Abs. 3 wird bestimmt, daß jeder Todesfall an Masern meldepflichtig ist. Nach § 8 BSeuchG sind Masern, wenn sie in Krankenanstalten oder Entbindungsheimen nicht nur vereinzelt auftreten, zu melden. Lehrer, Schulpersonal und in Schulgebäuden wohnende Personen, die an Masern erkrankt oder dessen verdächtig sind, dürfen die dem Unterricht dienenden Räume nicht betreten (§ 45 Abs. 1 BSeuchG). § 48 Abs. 1 erweitert die Bestimmungen des § 45 auf Schülerheime, Schullandheime, Säuglingsheime, Kinderheime, Kindergärten, Kindertagesstätten, Lehrlingsheime, Jugendwohnheime, Ferienlager u. ä. Einrichtungen. Erkrankungsfälle an Masern sind also nur bei gehäuftem Auftreten in bestimmten Einrichtungen und Gemeinschaftseinrichtungen meldepflichtig.

Aus solchen mehr kasuistischen Angaben kann eine Morbiditätsstatistik nicht erstellt werden; man muß sich auf Schätzungen verlassen. Danach erkranken in der Bundesrepublik jährlich 800 000 bis 1 Mio Kinder an Masern. Diese Schätzungen lassen keine Analyse der Bedingungen zu, unter denen die Krankheit verbreitet wird und unter denen jemand erkrankt.

Bei fehlenden zuverlässigen Angaben zur Morbidität könnte möglicherweise die Mortalitätsstatistik weiterhelfen. Die aufgrund der im BSeuchG vorgeschriebenen „sanitätspolizeilichen“ Meldungen der Todesfälle an Masern gewonnenen Zahlen weichen jedoch stark von denen der Todesursachenstatistik des Statistischen Bundesamtes ab, und zwar in einem Maße, daß die aus der Meldepflicht der Todesfälle nach § 3 Abs. 4 BSeuchG gewonnenen Zahlen ohne Aussagewert sind, weil höchstens ein Drittel der Todesfälle zur Meldung kommen. Aus einer solchen Statistik läßt sich für die Bundesrepublik keine Begründung für präventive Maßnahmen ableiten. Es kommt hinzu, daß die Zahlen über die Todesfälle nach der Todesursachenstatistik erst relativ spät zur Verfügung stehen. So kann nur versucht werden, durch Analyse einiger repräsentativer Beispiele die richtigen epidemiologischen Eigenarten der Masern aufzuzeigen.

Eine Zahlenangabe über die Sterbefälle an Masern in der Bundesrepublik mit einer Sonderrubrik für Berlin (West) bringt nach der Todesursachenstatistik die Tabelle 1.

Tabelle 1. *Sterbefälle an Masern in der Bundesrepublik Deutschland**

Jahr	Sterbefälle	davon Berlin (West)
1946	483	–
1947	587	–
1948	380	–
1949	226	–
1950	493	4
1951	473	8
1952	170	21
1953	487	114
1954	271	61
1955	220	17
1956	366	51
1957	184	54
1958	261	10
1959	150	1
1960	161	4
1961	187	3
1962	140	–
1963	113	5
1964	153	1
1965	86	–
1966	127	6

* 1946–1947 ohne Rheinland-Pfalz, Baden, Berlin und Saarland.
1948–1949 ohne Saarland und Berlin.
1950–1951 ohne Saarland.

Die in dieser Tabelle gezeigten Zahlen zeigen für die Bundesrepublik Deutschland einen ständigen Rückgang der Sterbefälle. Auffällig ist in den letzten zwei Jahrzehnten die sehr starke Schwankungsbreite der Zahlen für Berlin (West). Während 1951 8, 1952 21 Personen an Masern starben, waren es 1953 114. Diese Zahl der 114 Gestorbenen wurde in zwei Gruppen aufgegliedert, und zwar in Kinder, die im Elternhaus lebten und in Kinder, die in Gemeinschaftseinrichtungen untergebracht waren. Dies zeigt die Tabelle 2.

Besonders von der Letalität betroffen wurden also Kinder im Alter von 0 bis 3 Jahren, die in Lagern leben mußten. Es handelte sich hierbei um Personen, die ihren Wohnsitz von Berlin (West) nach der Bundesrepublik verlegen wollten. So wurde in Berlin noch einmal unter besonderen, belastenden Umständen die Richtigkeit längst vergessener Erfahrungen bestätigt, wonach die Mortalität stark von äußeren Gegebenheiten geprägt ist [9]. Pferchung und ungünstiges soziales Milieu wirken sich unmittelbar auf die Mortalität nachteilig aus. Dazu einige Beispiele:

Tabelle 2. *Zahl der an Masern 1953 in Berlin (West) Gestorbenen (nach dem Alter)*

Alter in Jahren	Einheimische	In Gemeinschafts-einrichtungen lebende Personen
0–1	1	23
1–2	4	56
2–3	–	17
3–4	–	2
4–5	1	6
5–6	–	2
6–7	–	1
7–8	1	–
zusammen	7	107

Berlin registrierte für die Zeit von 1869 bis 1924 16 400 Todesfälle an Masern. Die höchste Masernmortalität weist das Jahr 1883 mit 9,6 auf 10 000 Einwohner (nicht Kinder!) auf.

Nach diesem letzten großen Epidemiejahr sinkt die Mortalitätsrate ständig ab. Mit einer gewissen Periodizität von 7 bis 9 Jahren kommt es immer wieder zu kleinen Gipfeln bei allgemein rückläufiger Tendenz. Seit 1925 liegt die Mortalität, soweit sie für Berlin ermittelt werden konnte, unter 0,05 auf 10 000.

Die Mortalität kann überall als rückläufig bezeichnet werden. Dies gilt kaum für die Morbidität, weil nach wie vor die Masern 85 bis 90 % der Bevölkerung der Länder gemäßigter Zonen befallen.

Zur geographischen Verbreitung der Masern liegen keine Untersuchungen vor. Es muß unterstellt werden, daß die Masern die Bevölkerung des gesamten europäischen Kontinents mit Ausnahme einiger sehr isoliert liegender Inselgruppen in gleichem Maße befallen. In gleichem Maße heißt hier, daß der Grad der Durchmaserung, der nach einer bestimmten Zeit erreicht ist, überall annähernd gleich hoch ist.

Die Reservoire der Masern scheinen in Ballungsräumen bzw. in Städten zu liegen, wo auch in unregelmäßigen Abständen höhere Erkrankungsziffern immer wieder auftreten. Diese sogenannten Verdichtungswellen sind in ländlichen Bezirken seltener anzutreffen. Von einer solchen epidemischen Welle werden dann in der Regel nahezu sämtliche bis dahin noch nicht an Masern erkrankte Kinder betroffen.

Die Tabelle 2 zeigt, daß die von einem tödlichen Ausgang bedrohten Krankheitsfälle das 1. bis 3. Lebensjahr betreffen. Die Ansicht, daß Erwachsene besonders schwer an Masern erkranken, findet in den vorliegenden Unterlagen keine Bestätigung. Dies gilt auch für die angeblich ungünstige Auswirkung von Kriegszeiten auf die Mortalität der Masern. Eine indirekte Auswirkung ist wohl zu erkennen; denn das Lagerleben vieler Vertriebener und Umsiedler ist auch als Folge der Kriege zu sehen.

Zur Senkung der hohen Mortalität bei den in Lagern untergebrachten Kindern empfehlen sich in erster Linie organisatorische Maßnahmen, wozu ein guter ärztlicher Dienst gehört, der die Früherkennung der Masern und die rechtzeitige Einweisung in ein Krankenhaus ermöglicht.

Die sozialmedizinische Bedeutung der Masern liegt weniger in der absoluten Zahl der Sterbefälle als vielmehr in der statistisch so schlecht erfaßbaren Komplikationsrate. Auf die begriffliche Unklarheit, die sich mit dem Wort Komplikation verbindet, muß besonders hingewiesen werden. Die Schwierigkeiten, die die Enzephalitisdiagnose macht, sind von der postvakzinalen Enzephalitis her hinreichend bekannt.

Als Komplikation wird einerseits eine neue Erkrankung, die zu einer vorhandenen hinzutritt (vorwiegend ätiologische Definition), angesehen, andererseits ist Komplikation eine über das übliche Maß hinausgehende Erschwerung des Krankheitsverlaufs (vorwiegend statistische Definition). Die Übergänge zwischen beiden Auffassungen sind vor allem in der Praxis fließend, die Begriffe sind nicht immer alternativ zu gebrauchen.

1. Komplikationen, parainfektiöse Enzephalitis

Die Masern gehören nicht zu den Krankheiten, die aufgrund der Eigenschaften des Erregers unmittelbar zu schweren Organschäden führen wie etwa die Poliomyelitis oder die Diphtherie. Die den Masern innewohnenden Gefahren liegen in den Komplikationen. Hierbei soll nicht auf die grundsätzlichen Meinungsverschiedenheiten, wie sie oben beschrieben worden sind, eingegangen werden. Krankheitskombinationen, insbesondere zwischen Masern und Ruhr, können beim Kleinkind sehr rasch zum Tode führen.

Die dem Erreger selbst zuzuordnende schwerste Verlaufsform ist die parainfektiöse Enzephalitis. Ihre Häufigkeit wird zwischen 1 : 400 (Bonin [27], Terry [257]) und 1 : 1000 (Bonin [27], Katz [140], Miller [173], [288]) und „selten" (Zischinsky [287]) angegeben. Unter den hier aufgezeigten Aspekten sind die einschlägigen Zahlen nur mit Zurückhaltung zu bewerten. Auch ist die Diagnose der leichten oder abortiv verlaufenden Masern schwierig, so daß angenommen werden kann, daß die Angaben über die Häufigkeit der Enzephalitis viel zu hoch liegen und damit ohne Aussagewert für die allgemeine Situation sind. Die tatsächlichen Verhältnisse für die Bundesrepublik Deutschland sind nur zu schätzen. Die Vermutung von Enders-Ruckle [68], daß das Risiko der Enzephalitis nach Masern heute höher ist als die Möglichkeit, nach einer Poliomyelitisvirusinfektion an paralytischer Poliomyelitis zu erkranken, ist nicht haltbar.

Unter der Voraussetzung, daß die Enzephalitis die einzige Komplikation ist, die im Verlauf einer Masernerkrankung zum Tode führen kann, erscheint folgende Schätzung über die Größenordnung dieser Komplikation möglich. Jährlich erkranken in der Bundesrepublik rund 800 000 Kinder an Masern, von denen im Durchschnitt der Jahre 1960 bis 1964 jährlich 151 starben. Das bedeutet eine durchschnittliche Jahresletalität von zwei Sterbefällen auf 10 000 Erkrankungen. Zahlen, die stark von diesen abweichen, dürften aufgrund einer Hochrechnung aus umschriebenen oder ausgewählten Kollektiven gewonnen sein. Sie können keinen Anspruch auf repräsentative Aussagekraft erheben.

Während die Mortalität ein quantitativer Begriff ist, wohnt der Letalität mehr die Qualität inne. Diese Letalität bei Masern ist in der Welt sehr unterschiedlich. So wurde von La Bocetta und Tornay [26] für das Jahr 1947 noch eine Letalität von 32 % angegeben. Diese Letalität hat sich bis zum Jahre 1946 auf 11,5 % verringert.

FRISCHKNECHT und ULRICH [83] fanden 1962 in der Schweiz bei komplikationslos verlaufenden Masern EEG-Veränderungen in 40 % der Fälle. Die Verfasser deuten dies als Symptom einer sehr leichten Masernenzephalitis und ordnen diese dem „minimalen chronischen Hirnsyndrom (Paine)“ zu; die Folgen einer derartigen Erkrankung, nämlich gesteigerte Aktivität, leichte Ablenkbarkeit und Konzentrationsschwäche, werden nach Ansicht der Verfasser erst im Schulalter manifest.

Besonders gefährdet seien Kinder mit perinatalen Schädigungen, Fieber, Krämpfen oder Zeichen einer gesteigerten vegetativen Labilität. Nach BONIN [28] soll in den USA etwa jedes 4000. Kind, das an Masern erkrankt, in einer Anstalt für Geistesschwache enden (vgl. auch MEYER und BYERS [168]).

Aufgrund des pathologisch-anatomischen Bildes kann die Masernenzephalitis dem Formenkreis der „allergischen Enzephalomyelitis“ zugeordnet werden (SCHRADER [240], auch SEITELBERGER, ZISCHINSKY [243]), denn das anatomische Substrat ist eine perivenöse Herdenzephalomyelitis, in fortgeschrittenen Stadien eine Entmarkung und zum Unterschied zur „Neuroviralen Infektion“ (z. B. durch Enteroviren, Arboviren oder andere) fehlen bei der Masernenzephalitis Ganglienzellschäden.

Masernviren konnten im Zentralnervensystem von SCHAFFER, RAKE und HODES [236], vgl. auch SCHEIDEGGER [237] nachgewiesen werden, im Liquor dagegen bisher nicht (GREENBERG u. a. [97], RUCKLE und ROGERS 1957 [232], BERKOVICH und SCHNECK 1964 [20]).

EHRENGUT weist darauf hin, daß Ähnlichkeiten zwischen der Masernenzephalitis und der Enzephalitis nach Pockenschutzimpfung bestehen, was auf eine ähnliche oder gleichartige Pathogenese hinweisen könnte. Bei den Masern beträgt die Inkubationszeit 9—11 Tage, eine Viraemie wird am 5.—7. Tage nach der Infektion beobachtet, eine Enzephalitis tritt am 3.—10. Tag nach Exanthemausbruch auf. Bei der Enzephalitis im Anschluß an Pockenschutzimpfung wird die Viraemie am 3.—10. Tag, die Enzephalitis am 4.—18. Tag nach der Impfung beobachtet.

Als Ursache für die Masernenzephalitis kommt das Masernvirus selbst in Frage; es ruft im Zentralnervensystem eine immunologische Spätreaktion, delayed hypersensitivity, hervor, die möglicherweise mit destruktiv nekrotisierenden Prozessen einhergehen kann (GÜNTHER [103]).

Über die Herkunft des auslösenden Antigens werden verschiedene Theorien diskutiert. Es kann sich um das Virus selbst mit seinem Lipidanteil (vgl. II. 1.) handeln (GARD [86]). Nach KOPROWSKI [145] entsteht durch Schädigung von „Hirngewebe“ ein antigenes Material, das mit immunologisch aktiven Wirtszellen (Lymphozyten) in Kontakt kommt und zu einem Clon von solchen Zellen führt, die Hirngewebe angreifen können. Auch ist an das Auftreten neuer Antigenmuster bei virusinfizierten Zellen oder an das Freiwerden von Myelin beim Zerfall von masernvirusinfizierten Schwannschen Zellen (E. PETTE) zu denken.

E. PETTE und KUWERT [220] stellten 1965 im Hinblick auf die Demyelinisierung Beziehungen zwischen Masern und multipler Sklerose zur Diskussion. Die Verfasser hatten komplementbindende Antikörper gegen Masern bei Patienten mit multipler Sklerose in einem höheren Prozentsatz gefunden als in einer Kontrollgruppe gesunder Personen. Neuerdings [50] wird auch ein Zusammenhang zwischen Masern und der Subakuten Sklerosierenden Panenzephalitis (VAN BOGAERT-DAWSON-PETTE) — (SSPE) vermutet. Die für die SSPE charakteristischen intranukleären Einschlußkörper können mit fluoresceinmarkierten Masern-Antikörpern angefärbt werden. Im Gegensatz zu der parainfektiösen Masernenzephalitis ist die SSPE selten, die Morbidität wird mit 1 : 1 Mio angegeben.

Obwohl feststeht, daß die Lebensbedingungen des Menschen von großem Einfluß auf die Masernmortalität sind — wodurch die unterschiedlich hohen Letalitätszahlen zu erklären wären — so ist darüber hinaus zu prüfen, ob die Masern sich unabhängig von Notsituationen in ihrem epidemiologischen Bild geändert haben. Diese Fragestellung interessierte in Berlin anläßlich der Höhe der Sterbeziffer 1953 und war Thema einer Dissertation von Domke [56], der 10 000 Fragebögen an die Eltern der Schulkinder des Berliner Verwaltungsbezirks Reinickendorf verteilte. Von den wiedereingegangenen Bögen waren 7767 auswertbar. Die dabei gewonnene Summenprozentkurve der Durchmaserung der ersten 13 Lebensjahre zeigt die Abbildung 2. Danach betrug die erreichte Durchmaserung nach 13 Lebensjahren rund 80 % der Bevölkerung.

Diese Kurve vermittelt auch aufgrund der Steilheit des Anstiegs der Summenprozentkurve ein Bild darüber, in welchem Lebensalter Kinder hauptsächlich an Masern erkranken.

Um festzustellen, ob sich im letzten Jahrzehnt ein Wandel des Bildes der Masern im Sinne einer Pathomorphose eingestellt hat, wurde 1967 erneut eine repräsentative Befragung, und zwar sowohl wieder im Bezirk Reinickendorf von Berlin als auch — neu — im Landkreis Kleve durchgeführt. Hierzu wurden wiederum in Anlehnung an das Verfahren von 1953 je 10 000 Fragebögen an die Eltern von Schulkindern verteilt, davon waren 7840 in Reinickendorf und 8522 in Kleve auswertbar. Die Kurven der Durchmaserung beider Gebiete zeigen die Abbildungen 2, 3 und 4. Die erreichte Durchmaserung der 13jährigen beträgt in Reinickendorf 85 % und in Kleve etwa 92 %. Dieser Unterschied ist aus der Kinderzahl pro Familie in den Erhebungsgebieten zu erklären. Im Landkreis Kleve sind mehr kinderreiche Familien vorhanden als in Reinickendorf, und wenn dort ein Kind einer Familie erkrankt, so kommt es zur Ansteckung weiterer bisher noch nicht erkrankter Familienmitglieder in einem weit größeren Maß als in Berlin.

Während 1961 in Berlin nur in 3,9 % sämtlicher Familien über 4 Kinder lebten, waren es in Kleve 11,2 %.

In den Abbildungen 3 und 4 sind für die einzelnen Geburtsjahrgänge unterschiedliche Durchmaserungskurven gezeichnet worden. Die Kurven scheinen zwar auf den ersten Blick nicht voneinander abzuweichen, jedoch haben umfangreiche fehlerkritische Untersuchungen von Gottschewski (BGA) gezeigt, daß die einzelnen Jahreskurven nicht zu einer „durchschnittlichen" Jahreskurve zusammengezogen werden dürfen.

Die Durchmaserungskurven für die einzelnen Geburtsjahrgänge lassen erkennen, daß die Kinder vorwiegend im 3. bis 5. Lebensjahr, also noch im Vorschulalter, von den Masern befallen werden, also schon in einem Alter, das sehr geringe Letalität aufweist. Ein Vergleich mit diesen Kurven, die durch gelegentliche Repräsentativerhebungen bestätigt werden könnten, kann Auskunft darüber geben, ob ein Geburtsjahrgang sehr stark vom Durchschnitt der Durchmaserung abweicht und ob deshalb diesem Geburtsjahrgang besondere Aufmerksamkeit gewidmet werden muß. Versucht man, aus den Ergebnissen von Reinickendorf und Kleve eine Analogieberechnung für die Bundesrepublik durchzuführen, so kommt man auf etwa 800 000 bis 1 Mio Kinder, die jährlich an Masern erkranken.

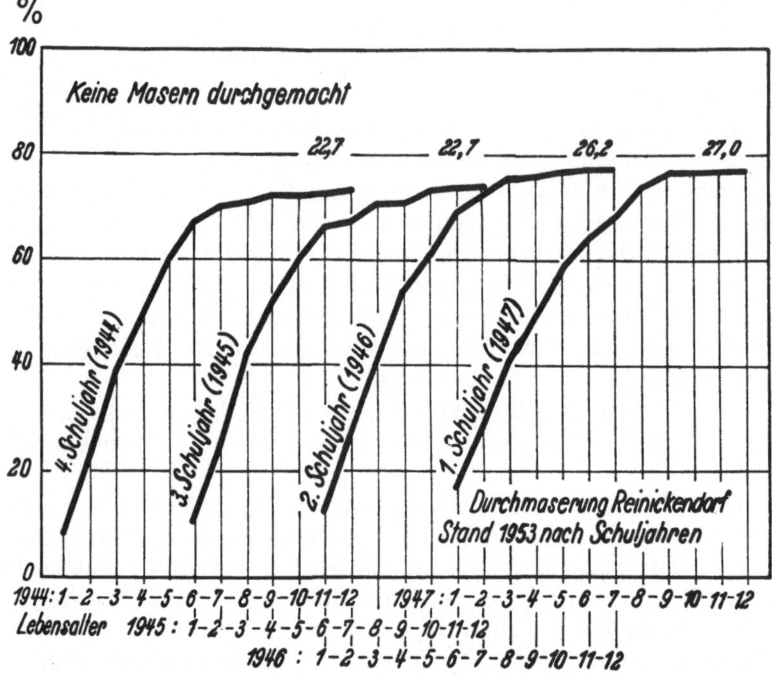

Abb. 2. Durchmaserungskurven (Summenprozentkurven) der Kinder des 1.–4. Schuljahres im Verwaltungsbezirk Reinickendorf von Berlin (Stand 1953) (ANDERS)

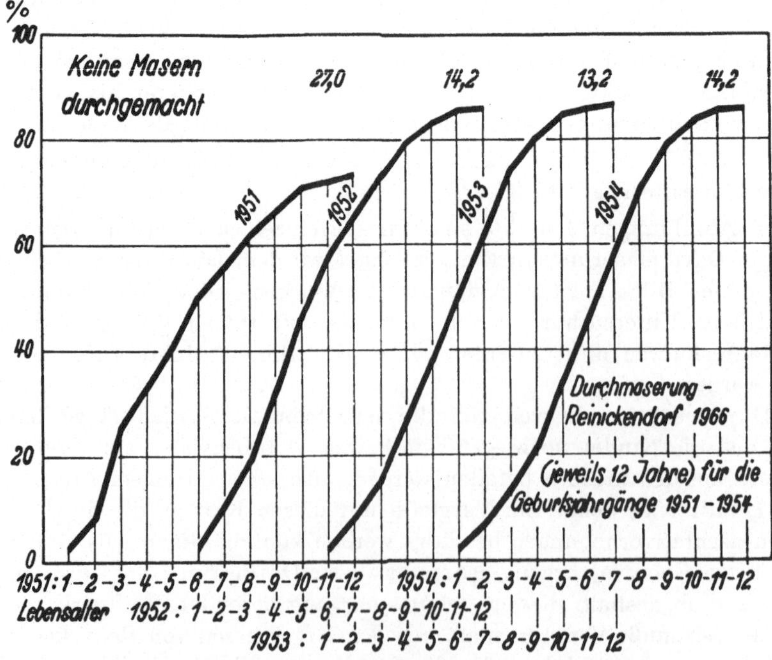

Abb. 3. Durchmaserungskurven (Summenprozentkurven) der Kinder der Geburtsjahrgänge 1951–1954 im Verwaltungsbezirk Reinickendorf von Berlin (Stand 1966) (ANDERS)

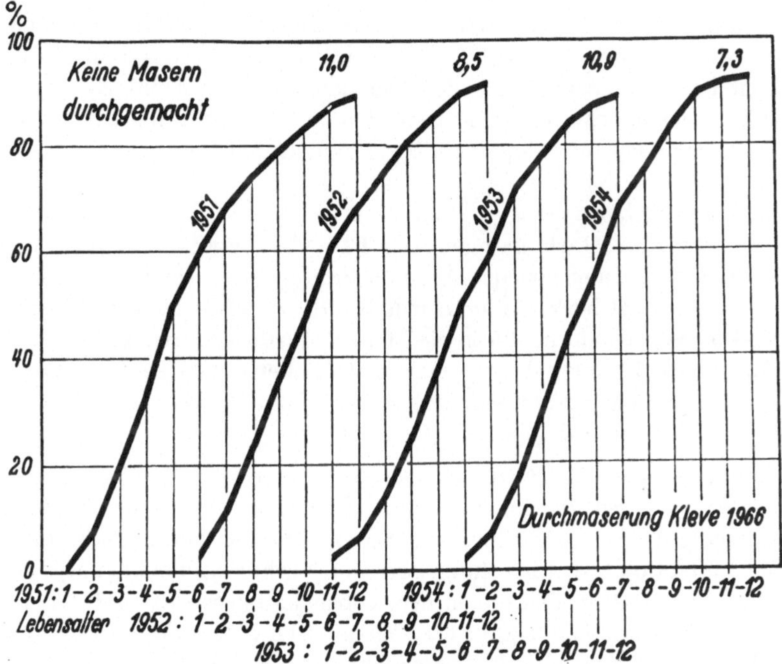

Abb. 4. Durchmaserungskurven (Summenprozentkurven) der Kinder der Geburtsjahrgänge 1951—1954 im Kreis Kleve (Stand 1966) (ANDERS)

Die Sterbefälle des letzten Jahrzehnts in der Bundesrepublik verteilen sich zu 32 % auf die Altersgruppe zwischen 7 Tagen bis unter 1 Jahr, und zu 53,4 % auf die Altersgruppe 1 bis unter 4 Jahren. Eine weitere Aufgliederung ist nicht vorhanden. Unterschiede in der Mortalität der Geschlechter bestehen nicht.

Die Letalität an Masern läßt sich nur schätzen; sie liegt etwa bei 1 auf 10 000. Die Kenntnisse, daß jeder Geburtsjahrgang und jede Gegend ihre eigene Durchmaserungskurve hat, lassen es angezeigt erscheinen, nur auszugsweise zu zitieren, da Analogieschlüsse nicht angebracht erscheinen. Von Wichtigkeit ist der zu einem bestimmten Lebensalter erreichte Durchmaserungsgrad. Und hier decken sich die für die einzelnen Geburtsjahrgänge in Berlin und Kleve gewonnenen Zahlen der Durchmaserung von rd. 90 % etwa mit den in den USA gewonnenen. Dort hat BABBOTT [15] festgestellt, daß 90 % der Kinder bis zum 13. Lebensjahr Masern durchgemacht haben.

Die Befragung der Reinickendorfer und Klever Eltern hat auch Angaben über die Komplikationsrate eingebracht. Ein „überdurchschnittlich schwerer Masernverlauf“ wird bei 1 % der Kinder durch die Eltern angegeben. Bei diesen Zahlen ist zu beachten, daß keine Beobachtungen aus Vergleichsgruppen, die keine Masern durchgemacht haben, vorliegen. Den Laienangaben über die Komplikationshäufungen kommt nur sehr begrenzter Aussagewert zu. Als Komplikationen wurden hier gezählt: Otitis, Lungenkomplikationen, Herz-Kreislauf-Störungen und zerebrale Störungen. Zerebrale Komplikationen traten nach den Angaben der Eltern (ohne die Möglichkeit der wissenschaftlichen Nachprüfung) in Reinickendorf und Kleve etwa bei 6 von 10 000 Erkrankten auf. Komplikationen von seiten des

Ohres einschließlich der kobinierten Ohr- *und* Lungenkomplikationen sind etwa in einem Verhältnis von 7 auf 1000 zu beobachten. Die Komplikationsrate „Mittelohr" liegt bei 1 %. Auffallend sind die häufig (3 auf 1000 Erkrankungen) beobachteten „Sehschäden", die im allgemeinen zu den zerebralen Komplikationen gezählt werden müssen, als Folge von Hirnnervenlähmungen oder Sehnervenentzündungen.

Zusammenfassend kann gesagt werden, daß bei konstanter Inzidenz die Mortalität der Masern sehr stark nachgelassen hat. Die Letalität ist abhängig von äußeren Verhältnissen und von der Art und Schwere der Begleitkrankheiten. Die Komplikationsrate liegt hoch, sie kann jedoch nicht in Vergleich gesetzt werden zu einem Kollektiv von Kindern, die keine Masern durchgemacht haben. Die besonderen Erfahrungen Berlins haben gezeigt, daß die Letalität gesenkt werden kann, wenn für ein Optimum an schneller Erkennung und rascher Krankenhausaufnahme bei den Kindern gesorgt wird.

Die gewonnenen Kurven der Durchmaserung können zum Vergleich für spätere ähnliche Untersuchungen dienen und ermöglichen unter Umständen Rückschlüsse auf Verschiebungen des Haupterkrankungsalters. Hieraus könnte sich eine epidemiologische Indikation zur Einleitung gewisser Verhütungsmaßnahmen ergeben. Wenn auch die Letalität in den ersten drei Lebensjahren relativ hoch ist, ist aber die Morbidität in diesen Zeitabschnitten sehr niedrig. Das Haupterkrankungsalter liegt zwischen dem 3. und dem 5. Lebensjahr, also außerhalb des Alters besonderer Gefährdung. Auch in Deutschland beträgt der mit 13 Jahren erreichte Durchmaserungsgrad der Bevölkerung mit gewissen Unterschieden etwa 90 %.

Der Schilderung der Epidemiologie der Masern in mitteleuropäischen Ländern sei zur Vervollständigung ein Bericht anderslautenden Inhaltes über die Masern in Westafrika [179] in den wesentlichen Angaben angeschlossen. In Westafrika (Elfenbeinküste (Ivory Coast), Ghana, Liberia, Mali, Niger, Nigeria) sind 17 580 Kinder und Erwachsene außerhalb der Klinik und 2164 im Krankenhaus analysiert worden. 50 % der Kinder machten die Masern bis zum Alter von $1^{8}/_{12}$ Jahr und 75 % bis zum Alter von $2^{8}/_{12}$ Jahr durch.

In der Jahresverteilung tritt ein Gipfel zwischen Januar und März auf, der Tiefpunkt liegt im September (13 % bzw. 4 %). Die Letalität an Masern wird mit 12,3 % angenommen, Kinder mit anderen Krankheiten und mit aller Art von Schwächezuständen haben eine Masern-Letalität von 25 bis 55 %. Masernbronchopneumonie war die Todesursache bei 17,7 %, bei Kindern mit Durchfallerkrankungen bestand eine Letalität von 17,6 %, bei Kwashiorkor von 16,3 %. – Die Dringlichkeit einer Masernprophylaxe ist in Westafrika eindeutig gegeben.

2. Antikörperkataster

Eine Einsichtnahme in die Epidemiologie der Masern gewährt nicht nur die Morbiditäts- und Mortalitätsstatistik, sondern auch ein Antikörperkataster (vgl. II. 2.). In der Regel sind die Zahlen der untersuchten Seren klein und ohne Bezug zur Vorgeschichte der Untersuchten. Eine Addition der Ergebnisse zur Erlangung eines größeren Zahlenmaterials ist nicht statthaft. Noch liegen keine vergleichenden Untersuchungen verschiedener Kollektive vor, die fehlerkritische Schlüsse zulassen. So bleibt auch hier nur die Möglichkeit, kleinere Zahlenreihen behutsam zu interpretieren. Aber auch ohne die mathematische Beweiskraft sind Hinweise dienlich.

Als ein Beispiel kann eine Untersuchungsreihe in New Haven, Connecticut (BLACK [22]) gelten. 302 Seren wurden auf neutralisierende Antikörper getestet. 17 % hatten einen Titer unter 1 : 4, 9,6 % einen Titer über 1 : 64. 145 Seren stammten von Personen unter 19 Jahren, 135 davon hatten eine Masernanamnese. Nur 2 Personen, die Masern gehabt hatten, zeigten keine meßbaren Masernantikörper. Der Prozentsatz der positiven Befunde stieg sehr stark an bei Kindern in den ersten Schulklassen, 90 % der Kinder im Alter von 8 bis 9 Jahren hatten Antikörper. Im höheren Alter fand man immer einige Seren, die serologisch negativ waren, aber es waren nie mehr als 13 %.

Über die Feststellung von Masernantikörpern in der Bundesrepublik Deutschland liegen bisher nur spärliche Ergebnisse vor. ENDERS-RUCKLE u. a. [74] untersuchten 623 Serumproben von Menschen in verschiedenem Lebensalter und von 48 Neugeborenen. Außerdem wurden im Neutralisationstest 63 Serumproben von 9 masernkranken Kindern, 78 Seren von masernimmunen Personen nach erneuter Masernexposition geprüft. Mehr als 80 % der Kinder im ersten Lebenshalbjahr zeigten Antikörper gegenüber Masernvirus, im zweiten Lebenshalbjahr ging die Zahl auf 10 % zurück; dann stieg sie an, im 10. bis 16. Lebensjahr betrug sie annähernd 100 %. Die Antikörpertiter sind verschieden hoch. Jenseits 40 Jahren liegt sie bei 1 : 32, 1 : 64. Es werden zwei Antikörpergipfel ermittelt: im Alter von 13 bis 14 und 20 bis 40 Jahren. Letzterer wird als Auffrischungseffekt angesehen.

Im Robert Koch-Institut untersuchte KAHLOW [134] Seren von 214 Kindergärtnerinnen, 256 Seren von Schwangeren (Primipara, Durchschnittsalter 26,6 Jahre) und fand praktisch dieselbe Verteilung der Häm-Agglutinations-Hemm-Test-Antikörpertiter wie in den oben genannten Versuchen mit dem Maximum der Verteilungskurve 1 : 56.

Masernkranke Kinder [134] im Alter von 9 Monaten bis 10,5 Jahren, deren Masern komplikationslos (21 Kinder) oder mit Komplikationen (16 Kinder) verliefen, zeigten zwischen dem 1. bis 16. Tage nach Beginn des Exanthems (bei 6 Kindern wurden 2 Serumproben untersucht) folgende Titer:

Tabelle 3

	< 1 : 7,	1 : 14,	1 : 28,	1 : 56,	1 : 112,	1 : 224,	1 : 448
43:	4	–	3	11	19	3	3

aus KAHLOW [134]

Das Maximum scheint, wie es auch zu erwarten ist, um eine Stufe gegenüber den bei den Schwangeren verschoben zu sein (HAH Titer 1 : 112). Auffällig ist die Zahl der durch die HAH-Tests nicht erfaßten (< 1 : 7) Masernantikörper in den hier genannten Versuchsgruppen: 3,9 % (Schwangere), 6,2 % (Kindergärtnerinnen) [134] bzw. 6,4 % (Untersuchung von 328 Schwangerenseren im Robert Koch-Institut (s. Tab. 4). Bei 61 % der letztgenannten Serengruppe lag der HAH-Titer zwischen 1 : 20 und 1 : 80; der mittlere Titer betrug 1 : 50.

Tabelle 4. *Zusammenstellung der hämagglutinationshemmenden Antikörpertiter in 328 Schwangerenseren, gemessen am Masern-Hämagglutinin der Behring-Werke,* Op.-Nr. 664. (Untersuchungen des Robert Koch-Institutes, Herbst 1967)

HAH-Titer	Zahl der Seren	
	absolut	%
<1 : 5	6	1,8
1 : 5	15	4,6
1 : 10	28	8,5
1 : 20	49	14,9
1 : 40	68	20,7
1 : 80	83	25,3
1 : 160	39	11,9
1 : 320	25	7,6
1 : 640	11	3,4
1 : 1280	3	0,9
>1 : 1280	1	0,3
Summe	328	100,0

Sollte es sich bestätigen, daß bei den Frauen im Alter von 20—30 Jahren eine auffällige Zahl mit nicht erfaßbarem Antikörpertiter existiert, dann wäre anzunehmen, daß in demselben Prozentsatz die von solchen Frauen geborenen Kinder keine oder nur eine geringe Menge von Antikörpern passiv übernehmen könnten. Untersuchungen werden notwendig sein, um die Befunde über den Antikörperbestand zu bestätigen und dann daraus die Folgerung zu ziehen. Diese müßte dann lauten: Kinder solcher Mütter sollen recht früh gegen Masern geimpft werden.

Die Ergebnisse aus den Untersuchungsreihen auf Masernantikörper ähneln weitgehend den Ergebnissen der Repräsentativerhebung. Leider fehlt aber noch zur Abrundung des epidemiologischen Bildes neben der Repräsentativerhebung und dem Kataster das Bindeglied einer Untersuchung über die Korrelation zwischen Höhe des Antikörpertiters und Masernanamnese. Erst wenn bekannt sein wird, ob und in welchem Ausmaß sich die Tatsache durchgemachter oder nicht durchgemachter Masern auf die Antikörpertiterhöhe auswirkt, und umgekehrt, ob auch ein Mensch, der über keinen nachweisbaren Antikörper verfügt, Masern durchgemacht hat oder nicht, ist der Kreis geschlossen. Dann müssen sich die Felderhebung und die Laboratoriumsuntersuchungen nicht mehr ergänzen, sondern sie können einander für die Beurteilung der epidemiologischen Situation der Masern voll ersetzen.

3. Änderung im Immunitätszustand des Organismus

Während der Masernerkrankung tritt, was besonders charakteristisch für Masern ist, eine auffallende, einschneidende Änderung im Immunitätszustand des Organismus ein. Darauf deuten klinische Beobachtungen hin wie die Besserung oder Heilung von Nephrosen (Blumberg und Cassady [25], Hutchins u. Janeway [127], Huth [128]) oder der zeitweiligen Verringerung oder Löschung der Tuberkulinreaktion (MELLMAN u. a. [165], MELNOTTE u. a. [166], PIRQUET [221], SMITHWICK u. BERKOVICH [248], STARR u. BERKOVICH [252], SCHUBART [241]). Nach Masern soll der Antikörpertiter gegen Poliomyelitis, der durch Impfung erworben wurde, deutlich reduziert werden (ASKEROV u. a. [14]).

Umgekehrt kann der Masernablauf aber auch durch vorherbestehende Erkrankungen stark abgewandelt werden. Insbesondere wurden bei Leukämien, daneben bei Mukoviszidose und Letterer-Siwe-Krankheit schwere Riesenzellpneumonien gesehen, die großenteils zum Tode führten und oft ohne Exanthem verliefen (ENDERS [63], MITUS u. a. [176, 178]). Es fanden sich bei diesen Fällen Masernriesenzellen in den meisten inneren Organen, und das ungewöhnlich lange persistierende Virus konnte aus einigen Organen angezüchtet werden. Die Antikörperbildung war dabei verzögert, abgeschwächt, oder sie blieb aus. Leukämien werden daher als Kontraindikation zur Impfung angesehen.

Diese besonderen und auffallenden Befunde werden verständlich, da nachzuweisen ist, daß das gesamte immunologisch kompetente System (Lymphknoten, Milz, Knochenmark, Tonsillen, Darmfollikel, Leber usw.) im Prodromalstadium der Masern und bei Ausbruch des Exanthems vom Krankheitsprozeß mitbetroffen wird und sehr ausgeprägte Ansammlungen von Riesenzellen zeigt (u. a. HATHAWAY [111]). Weiterhin haben LORENZ und ROSSIPAL [148] Veränderungen des Serumeiweißes papier- und immunelektrophoretisch an 19 Masernfällen erfaßt, indem sie eine Senkung des Albumins im Prodromalstadium und eine signifikante Abnahme des Gammaglobulins nach Auftreten des Exanthems bis zum 6.–7. Tag konstatierten, an den Änderungen waren besonders die Fraktionen γ 1 und γ 2 beteiligt, während γ M unbeeinflußt blieb. Nach der Normalisierung des Serumeiweißbildes kommt es während einer Masernerkrankung zu einer überschießenden Vermehrung der Gammaglobuline, die mit dem sehr raschen Auftreten neutralisierender und komplementbindender Antikörper unmittelbar nach Schwinden des Exanthems in Einklang steht.

Da bei Patienten mit Antikörpermangelsyndrom die Masern nicht schwerer verlaufen als bei Personen mit normalen Gammaglobulinwerten, spielen Antikörper bei der Heilung von Masern keine bedeutende Rolle, dies entspricht auch wiederholten Feststellungen bei anderen Viruskrankheiten.

4. Interferon

Bei der Beurteilung der Resistenz gegen Masern, des Verlaufs der Masern und bei der Masernimmunität spielt das Interferon eine Rolle (ENDERS [63]). Dieses Interferon wird von Zellen produziert, wenn infektiöses oder inaktiviertes Virus aufgenommen wurde. Es hemmt die Vermehrung verschiedener Viren in den einzelnen Zellen. Die zur Interferon-Bildung angeregten Zellen geben, wie es in Zellkulturen beobachtet werden kann, das Interferon an die Umgebung ab, die Zellen der Umgebung werden dann vor den Auswirkungen der Virusinfektion geschützt. Interferon entfaltet seine antivirale Wirkung gegen das in eine Zelle eingedrungene Virus, verhindert wahrscheinlich die Nukleinsäuresynthese und blockiert möglicherweise den Energiestoffwechsel. Noch bevor Antikörper gebildet werden können, ist die Interferonproduktion schon angelaufen und wirksam (Henneberg [118]).

Die Annahme von Isaacs [131], daß bei Influenza für die Überwindung einer Erstinfektion mit einem Virus das Interferon wichtig ist, während bei Reinfektion in erster Linie die Antikörper zur Auswirkung kommen, wird auch für Masern diskutiert. Die Interferonbildung wird stärker von abgeschwächten Masernvirusstämmen gefördert als von Wildvirusstämmen (Enders [64]). Damit ist eine Unterscheidungsmöglichkeit gegeben (IV 2.2). Interferon soll auch für die Resistenz des einzelnen gegen Masern wesentlich sein.

5. Prophylaxe mit Gammaglobulin*

Zur Vermeidung von Komplikationen bei Masern und zur Verhütung der Masernerkrankung bei Kindern mit geschwächter Abwehrkraft wird als individuelle Prophylaxe Gammaglobulin angewendet. Nachdem die präventive Wirkung von Masernrekonvaleszentenserum 1917 von Nicolle u. Conseil [190] und unabhängig von diesen 1919 durch Degkwitz [53] festgestellt war, schien der Weg für eine individuelle Serumprophylaxe der Masern vorgezeichnet, doch wurde Masernrekonvaleszentenserum in der Praxis nur selten verabreicht. Ordmann, Jennings und Janeway [209] sowie Stokes, Maris u. Gellis [255] stellten 1944 fest, daß sich Masern durch die Gabe von Gammaglobulin mildern oder gar verhüten lassen, was Janeway [132] bestätigte. Von Armstrong [13] und Häckel [107] wurde 1950 bzw. 1952 die Überlegenheit von Gammaglobulin über Rekonvaleszentenserum oder Erwachsenenplasma festgestellt und damit begründet, daß die hämagglutinationshemmenden und die neutralisierenden Antikörper im Gammaglobulin — verglichen mit dem Serumtiter Erwachsener — um das 15- bis 20fache höher liegen (Perkins [217, 218], Ruckle u. Rogers [232]).

Die Menge der in kommerziellen Gammaglobulinpräparationen enthaltenen Masernantikörper, welche in allen Globulinfraktionen gefunden werden [77], schwankt in Abhängigkeit von den Spendergruppen. In einem käuflichen Poliomyelitis-Immunglobulin fanden Millian u. Schaeffer [174] neutralisierende Antikörper gegen Masern mit einem Titer von 1 : 1100 bis 1 : 2100 und hämag-

* Im folgenden wird immer die Bezeichnung Gammaglobulin benutzt, da die Präparate, mit denen Erfahrungen gesammelt wurden, unter dieser Bezeichnung von Firmen abgegeben und von Klinikern angewendet wurden. Immunochemische Untersuchungen des letzten Dezenniums haben ergeben, daß von Menschen gebildete Antikörper in der Hauptsache zu folgenden drei Immunglobulinklassen gehören: Ig G (= γ G), Ig M (= γ M) und Ig A (= γ A) (Bull. Wld Hlth Org. 1964, Vol. 30, 447). Die Weltgesundheitsorganisation verwendet z. Z. folgende termini: anstelle der früheren Bezeichnungen „Gammaglobulin", „Normalgammaglobulin" oder „Immunserumglobulin" den Ausdruck „human immunglobulin". Enthalten die Präparationen einen besonders hohen Anteil an bestimmten Antikörpern, so wird der Ausdruck „human immunoglobulin anti- . . ." oder „immunoglobulinum humanum anti- . . ." benutzt. Hierunter fallen demnach solche Präparationen, die früher als Hyperimmunserum oder als Rekonvaleszentenserum bezeichnet wurden (WHO techn. Rep. Ser. 1966, No. 327, 4).

glutinationshemmende Antikörper gegen Masern mit einem Titer von 1 : 128 bis 1 : 512. ENDERS-RUCKLE [73] berichtet über Titerunterschiede bis um das 8fache unter den Präparaten der verschiedenen Hersteller. Die Standardisierung von Immunserum durch die Weltgesundheitsorganisation [282] wird neue Untersuchungen mit unter sich vergleichbaren Ergebnissen zur Folge haben, die Grundlagen für die Kenntnis der jeweils erforderlichen Gammaglobulinmengen liefern. Die zur Mitigierung der Masern nötige Gammaglobulinmenge gab VAHLQUIST 1961 [265] mit 0,05 ml pro kg Körpergewicht an; um einen sicheren Schutz vor Masern zu erreichen, sind dagegen 0,2 ml pro kg Körpergewicht notwendig. McDONAGH [160] empfiehlt 1966 0,04 ml Gammaglobulin pro kg Körpergewicht zur Abschwächung und ebenfalls 0,2 ml pro kg Körpergewicht zur Unterbindung (Literaturzusammenstellung bei GRIMM und POLSTER 1965 [99]).

Der optimale Zeitpunkt der Gammaglobulingabe ist noch umstritten. In den ersten 5 Tagen nach dem Kontakt mit Masernkranken soll eine Injektion von 0,2 ml Gammaglobulin pro kg Körpergewicht gegen eine Masernerkrankung schützen. Wenn die Gammaglobulingabe später als am 5. Tag nach einem Masernkontakt erfolgt, kommt es zu einem abgeschwächten Verlauf der Masern, HITZIG [123] schreibt 1964 einer Gabe von 0,2 ml pro kg Körpergewicht innerhalb der ersten 4 Tage nach der Exposition eine volle Schutzwirkung zu; bei 0,02 bis 0,04 mg pro kg Körpergewicht spricht er von einer Abschwächung der Masern, wenn die Gammaglobulingabe innerhalb der ersten 4 Tage erfolgte. Eine Abschwächung tritt noch ein, wenn am 5. Tage nach der Exposition, spätestens beim Erscheinen der Koplik'schen Flecke, 0,02 bis 0,2 mg pro kg Körpergewicht gegeben werden.

Die Dauer des Schutzes durch Gammaglobulin wird sehr unterschiedlich angegeben. Sie beträgt nach KOCH [143] weniger als 14 Tage, nach ARMSTRONG [13] 3 Jahre. Sie ist vom Titer der Masernantikörper in den einzelnen Chargen der Gammaglobuline und von der injizierten Menge abhängig. Ein jahrelanges Anhalten des Schutzes ist nur so erklärbar, daß unbemerkt unter Gammaglobulin eine aktive Immunisierung nach Aufnahme des Masernvirus stattfindet.

Gammaglobulin — intramuskulär gegeben — ist gut verträglich, so fand z. B. KOCH [143] anläßlich 200 Gammaglobulininjektionen keine Zwischenfälle. Nach Mengen von mehr als 10 ml wurden jedoch Schmerzen, die höchstens 2—3 Tage anhielten, angegeben. Eine intravenöse Verabreichung von Gammaglobulin ist gefährlich, wenn es sich nicht um eine gereinigte Präparation, z. B. Gamma-Venin, handelt (HEIDE [112]).

Die Gabe von Gammaglobulin ist geboten, um schwächliche Kinder oder solche, die an schweren Krankheiten, z. B. an Tuberkulose, leiden, vor Masern zu schützen. Dabei empfiehlt ARMSTRONG [13] kleine Dosen, damit es noch zu einer mitigierten, abortiven Masernerkrankung komme, die die erwünschte lebenslängliche Immunität hinterläßt. Bleiben infolge einer Gammaglobulingabe klinische Krankheitszeichen aus, so wird auch keine Antikörperbildung beobachtet. Nach subklinischem oder modifiziertem Krankheitsverlauf hält sich der Antikörperspiegel im Serum auf niedrigem Niveau (KARELITZ u. MARKHAM [135]). MASTYUKOVA u. a. [157] studierten die Auswirkung von Gammaglobulingaben (mit Antikörpertitern von 1 : 320 – 1 : 640 1,5, 3 und 6 ml 4—7 Tage lang) bei Personen nach Kontakt mit Masernkranken. Sie kamen zu dem Schluß, daß solches Gammaglobulin in einer Dosierung von 1,5 ml 6—7 Tage nach Kontakt gegeben werden soll, damit trotz modifizierter Masern eine intensive Antikörperproduktion stattfindet; hohe Dosen Gammaglobulin bald nach Kontakt stoppten den Ablauf der Masern und hinderten die Antikörperproduktion.

Der auch nach modifizierten Masern zustandegekommene antikörperbedingte Schutz ist nach KARELITZ und MARKHAM [135] sowie nach BLACK u. YANNET [24] und PERKINS [217] meist dauerhaft. Diese Erfahrungen sind für eine gegebenenfalls notwendige gleichzeitige Prophylaxe mit Gammaglobulin und aktiver Schutzimpfung wichtig (vgl. II. 3.).

II. Virologie der Masern

Das Masernvirus, welches in die Gruppen der Myxoviren (RNS-Viren) eingeordnet wird, hat charakteristische Eigenschaften, die es von der großen Zahl anderer menschenpathogener Viren unterscheiden läßt:

eine sehr hohe Infektiosität und eine nur auf Menschen bezogene Pathogenität;

alle Stämme gehören *einem* serologischen Typ an, dessen Virulenzgrad nicht zu variieren scheint;

eine geringe Resistenz gegen äußere chemische und physikalische Einflüsse, dies setzt zur Infektion einen engen Kontakt zwischen dem Virusausscheider und dem Empfänger (Tröpfcheninfektion) voraus, wobei es zur Ansiedlung auf den Schleimhäuten des Rachens, des Pharynx und der Conjunctiven kommt;

es ist nicht ubiquitär verbreitet, sondern muß in Infektionsketten weitergegeben werden, zur Aufrechterhaltung derselben bedarf es einer genügenden Anzahl empfänglicher Personen;

nur der Mensch ist das Reservoir.

1. Biologische Aktivitäten des Masernvirus

Zum Verständnis der Grundlagen der Herstellung von Masernvirus-Impfstoffen, der virologischen und serologischen Diagnostik der Masern und der Unterscheidung von Wildvirus- und Impfstoffvirus-Stämmen sind die Kenntnisse der Biologie des Masernvirus von Bedeutung.

Nur die vollständigen Virusteilchen (Viria) mit dem von der intakten Hülle umgebenen für die durch Replikation erfolgende Vermehrung der Viren verantwortlichen Nucleocapsid sind infektiös. Die Viria sind relativ labil (vgl. unten). Sie zerfallen spontan leicht in Bruchstücke und kleinere Antigeneinheiten oder verlieren das Nucleocapsid [272, 273]. Solche inkompletten Virusteilchen oder Bruchstücke besitzen außer der Vermehrungsfähigkeit entweder alle oder einen Teil der biologischen Aktivitäten des vollständigen Virus.

Das Masernvirus hat die Fähigkeit, Erythrozyten verschiedener Affenarten zu agglutinieren [164, 216, 230, 231], damit ist Gelegenheit gegeben, im Laboratorium durch Haemagglutination Antigenbestimmungen und auch Antikörpertitrierungen vorzunehmen. Erythrozyten von Cercopithecus-Affen werden am leichtesten agglutiniert und sind demzufolge am besten für Haemagglutinations (HA)-Titerbestimmungen [52, 69, 193] geeignet. Stehen solche Erythrozyten nicht zur Verfügung, sind die Erythrozyten von Rhesusaffen gegenüber denen von Cynomolgusaffen vorzuziehen. Mit Receptor Destroying Enzyme (RDE) vorbehandelte Rhesusaffen-Erythrozyten sind durchaus empfindliche Indikatoren, es wird sogar die Spezifität der Untersuchung gesichert. Die gleichzeitige Agglutination der Erythrozyten durch eventuell vorhandene nicht-masern-spezifische Haemagglutinine, die für die Adsorption an die Erythrozyten die durch RDE abspaltbare Neuraminsäure als Receptor brauchen, wird nämlich ausgeschaltet [259].

Die haemagglutinierende Aktivität von Masernvirus tritt nach Erstisolierungen erst dann auf, wenn im Laufe von Passagen durch das Virus auch der sog. Spindelzelleffekt auf Gewebekulturen entwickelt wird [70], was bei der Anzüchtung von Viren und bei der Passage von Masernviren beachtet werden muß. Eine cytopathogene Variante des Masernvirus, welche Riesenzellbildung verursacht, besitzt keine Haemagglutinationsfähigkeit. Sie kann jedoch wie die Spindelzellvariante die Bildung von haemagglutinationshemmenden Antikörpern hervorrufen.

Variationen des Haemagglutinationsvermögens verschiedener Viruspassagen sind unter anderem auf Unterschiede des Mengenverhältnisses der beiden Varianten zurückzuführen [70].

Die Haemagglutination ist außerdem vom Reaktionsmilieu abhängig, so von pH-Wert und Temperatur. Optimale Haemagglutination findet bei pH 6,0 bis 10,0 und bei 37° C statt; eine Elution, d. h. ein Wiederablösen von der Erythrozytenoberfläche, tritt nicht auf [191, 192, 216].

In mit Masernvirus infizierten Gewebekulturen kann eine Haemadsorption [156, 229] beobachtet werden; sie beruht auch auf dem Haemagglutinationsvermögen des Virus. Dabei verbindet sich das aus den Zellen der Gewebekultur austretende Virus wie bei der Haemagglutination mit zugesetzten Affenerythrozyten und bleibt so an diese Erythrozyten gebunden auf den Zellen liegen. Eine weitere Eigenschaft des Masernvirus ist seine Fähigkeit, Affenerythrozyten zu haemolysieren, nachdem diese agglutiniert und die Haemagglutinate 2–4 Stunden lang bei 37° C inkubiert wurden [163, 197, 203, 216, 230]. Die haemolytische Aktivität des Virus scheint mit der die Riesenzellbildung verursachenden Aktivität der nichthaemagglutinierenden Variante Ähnlichkeit zu haben [139]. Es wird angenommen, daß die haemolytische Aktivität des Masernvirus analog der anderer großer Myxoviren durch eine Di-isopropylfluorophosphat spaltende Hydrolase bewirkt wird [185].

Die haemagglutinierende und die haemolytische Aktivität des Virus sind in der mit stachelartigen Fortsätzen versehenen Hülle des Virus verankert [273, 274]. Die Haemagglutinationsaktivität ist an protein- und kohlehydrathaltige Strukturen gebunden, was aus der Empfindlichkeit gegenüber Trypsin und Kaliumperjodat zu schließen ist [69, 191, 192, 274]. Nach Tween-Äther-Spaltung des Virus wird sie in der Wasserphase wiedergefunden. Die haemolytische Aktivität geht dagegen sowohl bei Tween-Äther-Spaltung als auch bei Behandlung des Virus mit Trypsin verloren, was darauf hinweist, daß sie an Strukturen von Lipoproteidcharakter lokalisiert ist [194, 274].

In Masernvirussuspensionen ist nur der geringere Teil der haemagglutinierenden Aktivität an die Viria oder die nichtinfektiösen inkompletten Virusteilchen gebunden. Der Hauptanteil befindet sich an nichtinfektiösen sternförmigen Strukturen von 40—60 mμ Durchmesser, wie sie auch nach Spaltung des Virus mit Tween-Äther entstehen können [191, 195, 199]. Es handelt sich dabei um Virushüllmaterial, das sich bei spontanem Zerfall der Viria oder gezielter Herauslösung der Lipide aus der Hülle zu gezackten Rosetten formiert. Der HA-Titer infektiöser Masernvirussuspensionen ist oft sehr niedrig. Nach Spaltung der Viria mit Tween-Äther steigt er um das 4- bis 32fache an, was auf die Entstehung vieler kleiner haemagglutinierender Einzelteilchen zurückzuführen ist [70, 194, 274] (vgl. III. 1.).

Für die Adsorption des Masernvirus und der haemagglutinierenden Bruchstücke der Hülle an Affenerythrozyten ist im Gegensatz zu anderen Myxoviren Neuraminsäure als Rezeptorsubstanz an den Erythrozyten nicht erforderlich. Neuraminidaseaktivität konnte ebenfalls nicht nachgewiesen werden [69, 192, 274].

Das Masernvirus besitzt auch komplementbindende Aktivität. Diese ist sowohl an das haemagglutinierende Antigen der Virushülle als auch an die Innenkomponente, das Nukleoproteid-Antigen, gebunden. Dieses entfaltet seine komplementbindende Fähigkeit aber erst nach der Freilegung durch Tween-Äther-Spaltung des Virion [195]. Durch Zentrifugieren in CsCl-Dichtegradienten können die beiden Antigene voneinander getrennt werden, ein Verfahren, das auch zur Auftrennung der morphologisch und qualitativ verschiedenen virusspezifischen Struktureinheiten unterschiedlicher Dichte in natürlichen Masernvirussuspensionen verwendet wird [195, 199, 202, 203].

Haemagglutinierende, haemolysierende und komplementbindende Aktivität werden ebenso wie die Infektiosität des Masernvirus durch spezifische Antikörper gehemmt. Die Empfindlichkeit dieser biologischen Aktivitäten des Masernvirus gegenüber verschiedenen chemischen und physikalischen Inaktivierungsmitteln nimmt ab in der Reihenfolge: Infektiosität, haemolysierende, haemagglutinierende, komplementbindende Aktivität [73].

Die Bildung spezifischer Antikörper wird sowohl durch die Antigene der Virushülle als auch durch freies Nukleoproteidmaterial der Virusinnenkomponente angeregt [72]. Während durch die ersten neutralisierende, haemagglutinationshemmende und komplementbindende Antikörper induziert werden, treten nach Verimpfung von Nukleoproteidantigen im Versuchstier nur komplementbindende Antikörper auf [72, 270, 274]. Die nach Tween-Äther-Spaltung isolierte haemagglutinierende Komponente (vgl. III. 1.) bewirkt auch beim Menschen ähnlich wie das infektiöse Virus die Bildung neutralisierender, haemagglutinationshemmender und komplementbindender Antikörper [87]. Welche Bedeutung den einzelnen antigenen Komponenten des Masernvirus für die Erzeugung der lebenslänglichen Immunität nach natürlichem Kontakt mit dem infektiösen Virus zukommt, ist nicht bekannt (vgl. II. 4.). Die antigene Aktivität des Masernvirus ist im Vergleich zu anderen Aktivitäten am stabilsten [73]. Auf geeignete Weise inaktivierte Viruspräparate besitzen gute antigene Wirksamkeit.

Die bisher bekannten und in Laboratorien kultivierten Masernvirusstämme, einschließlich der verschiedenen attenuierten Stämme, haben gleiche Antigenstruktur [69, 73].

Auch hinsichtlich der Haemagglutination, Haemolyse und komplementbindenden Aktivität gibt es keine prinzipiellen Unterschiede zwischen den Stämmen. Graduelle Unterschiede werden auf die Züchtungsbedingungen zurückgeführt [70]. Beobachtungen über unterschiedliche Verhaltensweisen bei der Adsorption an Erythrozyten deuten aber auch darauf hin, daß Unterschiede in der Haemagglutinationsaktivität zwischen verschiedenen Masernvirusstämmen oder verschiedenen Präparaten nicht nur durch unterschiedliche Mengenverhältnisse der haemagglutinierenden und nichthaemagglutinierenden Varianten erklärbar sind, sondern daß auch gewisse, das Adsorptionsverhalten betreffende Unterschiede zwischen haemagglutinierenden Stämmen bestehen.

2. Spezifische Antikörper. Immunität bei Masern

Zur Ermittlung von masernspezifischen Antikörpern stehen verschiedene Methoden zur Verfügung, von denen für praktische Belange (Routinediagnostik, Epidemiologie, Impfungen) nur drei Bedeutung haben: Der Neutralisationstest (NT), der Haemagglutinations-Hemmtest (HAH) und die Komplementbindungsreaktion (KBR). Da neutralisierende und HA-hemmende Antikörper identisch sind, wird im allgemeinen dem HA-Hemmtest der Vorzug gegenüber dem Neutralisationstest gegeben, er ist einfacher auszuführen und liefert schneller Ergebnisse als der Neutralisationstest. Der HA-Hemmtest ist, wenn er mit Spaltantigen durchgeführt wird, außerdem empfindlicher als der Neutralisationstest. Die Anwendung der KBR zum Antikörpernachweis wird insbesondere dann notwendig, wenn infolge Fehlens von Serumpaaren ein Titerverlauf nicht geprüft werden kann. Ein relativ hoher Titer in der KBR weist auf eine nur wenige Wochen zurückliegende Infektion hin.

Die komplementbindenden Antikörper sinken schneller ab als die mit dem Neutralisations- und HA-Hemmtest erfaßbaren [73]. (Ausführliche Darstellung der Methodik und Literaturverzeichnis ebenfalls bei Enders-Ruckle [73]).

Da die Antikörpertiter je nach den gewählten Testbedingungen erheblich variieren können, sind Titerangaben verschiedener Laboratorien nur dann vergleichbar, wenn die Testergebnisse auf ein internationales Standardserum (International Reference Preparation of Antimeasles Serum, Statens Seruminstitut, Department of Biological Standardization, WHO, Kopenhagen) bezogen worden sind. Beim Neutralisationstest hängt der Titer im wesentlichen von der Empfänglichkeit der Zellkulturen ab, nach der sich die Antigeneinstellung richtet. Im HA-Hemmtest ist es die unterschiedliche Empfindlichkeit der Erythrozyten (verschiedene Affenarten, verschiedene Präparate einer Art), die sich auf den HA-Titer bei der Ermittlung der Antigengebrauchsverdünnung für den Hemmtest und somit indirekt auch auf den Titer an HA-hemmenden Antikörpern auswirkt. Außerdem spielen Unterschiede im Reaktionsmilieu dabei eine Rolle. Doch ist die KBR in Anbetracht der großen Zahl von Reaktionskomponenten in noch größerem Maße den wechselnden Reaktionsbedingungen unterworfen.

Da auch Personen mit niedrigem Antikörpertiter als klinisch immun anzusehen sind [73], ist die Kenntnis der absoluten Titerhöhe für Aussagen über die Immunitätslage einer Bevölkerung nicht unbedingt erforderlich. Für die Beurteilung der die Antikörperbildung induzierenden Aktivität eines Impfstoffes muß man jedoch die Untersuchungsergebnisse verschiedener Laboratorien untereinander vergleichen können.

Außer durch Bezug der Meßwerte auf ein internationales Standardserum wäre dieses beim HA-Hemmtest auch dadurch zu erreichen, daß die Antigeneinstellung für den Test einheitlich nach einer Methode vorgenommen wird, die Aussagen über die Menge des Haemagglutinins unabhängig von der Qualität der Reaktionspartner und dem Reaktionsmilieu erlaubt. Hierzu bietet sich die photometrische HCU-Methode [59] an. Über die anzuwendende Antigenmenge könnte eine Übereinkunft getroffen werden. Die photometrische Titrierung der Antikörper selbst nach der ACU-Methode [57, 59] ist für den diagnostischen Routinebetrieb wohl etwas zeitraubend, da relativ große Antigenmengen benötigt werden. Die Anwendung dieser Methode ist aber unerläßlich, wenn in fraglichen Fällen masernspezifische Antikörper in der HA-Hemmreaktion erkannt werden müssen. Unter Zugrundelegung der Adsorptionsisotherme für die Reaktion von Masernhaemagglutinin mit spezifisch die HA-hemmenden Antikörpern bei der Auswertung der Meßergebnisse können Kreuzreaktionen mit heterologen Antikörpern ausgeschlossen oder erkannt werden.

3. Antikörperbildung nach Infektion

Nach der Infektion der Schleimhautepithelien und der zugehörigen Lymphknoten mit Masernviren tritt zwischen dem ersten und dritten Tag eine erste Virämie mit Invasion in das reticuloendotheliale System ein. Darauf folgt die intrazelluläre Virusvermehrung und eine intrazelluläre Bildung von Antikörpern. Unter der zweiten Virämie kommt es zur Ausbildung der Prodromalerscheinungen (10.—13. Tag) und am 14. Tag mit der Antikörperausschwemmung zur örtlichen Antigen-Antikörperreaktion, die mit einer lokalen Histaminausschüttung verbunden ist.

Freie Antikörper werden im Serum frühestens 30 Stunden nach Auftreten des Exanthems nachweisbar (Ruckle u. Rogers [232]), und zwar sowohl haemagglutinationshemmende wie neutralisierende und komplementbindende, unter diesen wieder Anti-V und Anti-NP-Antikörper (V steht für die Abkürzung „Virus" und NP für die Abkürzung „Nukleoprotein"). Während das Fieber abfällt, steigt der Antikörpertiter an und erreicht spätestens am 26. Tag seinen Gipfel.

Bech [18] beobachtete nach einer Masernepidemie in Grönland einen niedrigeren durchschnittlichen Maximaltiter an komplementbindenden Antikörpern in jüngeren Altersgruppen als bei älteren Patienten. Die Differenz war jedoch nicht signifikant.

Die komplementbindenden Antikörper gegen das Virus oder gegen das Nukleoprotein beginnen, zwischen der 3. und 6. Woche der Rekonvaleszenz abzufallen, und zwar (nach Bech [18] und Enders-Ruckle [72] gegen Ende des ersten Jahres nach der Infektion bei 60 % der Antikörperträger um zwei Titerstufen, bei den restlichen 40 % um 3—4 Titerstufen. Ein Abfall unter die Grenze der Nachweisbarkeit (Titer 1 : 4) pflegt nicht einzutreten. Der Titer der haemagglutinationshemmenden und der neutralisierenden Antikörper sinkt erst zwischen dem 6. und 12. Monat p. inf. ab (Enders-Ruckle [72]). Nach 30—60 Jahren ist ein weiterer Titerabfall bei allen drei Antikörperarten erkennbar, was die komplementbindenden Antikörper mehr als die neutralisierenden und die haemagglutinationshemmenden betrifft.

Die erste Infektion mit Masernvirus führt wie bei den meisten Antigenen zur Bildung von zwei verschiedenen Antikörperklassen (vgl. IV. 2.2), die sich im Molekulargewicht unterscheiden und nach ihren Sedimentationskonstanten 19 S- und 7 S-Antikörper genannt werden.

Bis zur 3. Woche lassen sich die verschiedenen Antikörper sowohl unter den 19 S- wie unter den 7 S-Antikörpern nachweisen, danach findet man sie nur bei den 7 S-Antikörpern (Schluederberg [238]).

Die mütterlichen Antikörper (vgl. IV. 2.2. und KAHLOW [134]), die über die Plazenta übertragen werden, sind je nach der Höhe des Ausgangstiters nach 5—8 Monaten nicht mehr nachweisbar.

Schon bevor man die Möglichkeit hatte, spezifische Antikörper gegen Masern nachzuweisen, konnten aus den Beobachtungen über die Unempfänglichkeit von Neugeborenen und Säuglingen von Müttern mit einer Masernanamnese gewisse Rückschlüsse auf die Art des Schutzes gegen Masern durch die von der Mutter überkommenen Antikörper im ersten Lebensabschnitt gezogen werden. Die Unempfänglichkeit wurde mit Recht auf diese passiv von der Mutter übernommene Immunität zurückgeführt. Da sich Brust- und Flaschenkinder annähernd gleich immun zeigten, schied die Muttermilch als Überträger der Immunität im wesentlichen aus. Der Aufbau einer belastbaren aktiven Immunität wird durch Überstehen der Krankheit nach dem Verschwinden der passiven Immunität, aber auch durch eine Exposition während der ersten Lebensmonate als sog. stille Feiung infolge eines durch die mütterlichen Antikörper stark mitigierten Verlaufs, hervorgerufen.

Fast alle Menschen erkranken — mit Ausnahme isolierter Bevölkerungsgruppen — an Masern, dabei erwerben sie eine lebenslängliche Immunität.

Der frühere Kontakt mit dem Masernvirus wird durch den Bestand an Antikörpern im Serum angezeigt. Die Höhe des Antikörpertiters, nachgewiesen in der Haemagglutinationshemmung, im Neutralisationstest oder in der Komplementbindungsreaktion, ist nicht absoluter Ausdruck der spezifischen Abwehrkraft, sondern zeigt an, daß eine Möglichkeit zur Abwehr besteht. Wenn Masernviren auf einen immunisierten Organismus treffen, werden zwar die im Serum gegenwärtigen Antikörper neutralisierend oder hemmend wirken können, entscheidend ist jedoch die zelluläre Immunität. Der Serumtiter ist abhängig von der angewandten Testmethode und deren Empfindlichkeit; ein negativer Befund besagt, daß spezifische Antikörper in der geringst möglichen Serumverdünnung (1 : 4 oder 1 : 7, je nach Vorbehandlung) nicht gefunden wurden.

Die Ergebnisse serologischer Untersuchungen von Bevölkerungsgruppen in verschiedenen Altersklassen geben ein Bild von dem Durchseuchungs- und Immunitätsgrad (vgl. I. 2.). Vor Einführung einer Impfung gegen Masern sollte die Durchseuchung einer Bevölkerung ermittelt werden.

Um auch die Bedeutung zirkulierender Antikörper zu prüfen, untersuchten MARTIN u. a. [155] serologisch die Reaktion auf die Gabe von Lebendvirus-Impfstoff (Lederle, Hühnerembryo-adaptiertes Virus vom Edmonston-Stamm).

Die Antikörperbestimmung erfolgte nach dem Stoffwechselhemmungstest von SALK, YOUNGER und WARD (Colortest 1954). Von den 130 in die Untersuchung einbezogenen Kindern besaßen fünf Wochen nach der Impfung 125 Masernantikörper zwischen 1 : 8 und 1 : 1024. 118 Kinder, die ein Jahr alt oder älter waren, von denen eine zweite Probe erhalten werden konnte, besaßen Titer von mindestens 1 : 8. Schwache oder nicht nachweisbare serologische Titer kamen bei Kindern vor, die jünger als 1 Jahr waren. Masernempfängliche Kinder, die 1 Jahr alt oder älter waren, hatten, soweit sie Gammaglobulin erhalten hatten, signifikant niedrigere Titer als diejenigen, die Albumin als Placebo bekommen hatten.

Nach der Anwesenheit und Natur der zirkulierenden Antikörper teilen MARTIN u. a. [155] auf Grund ihrer Untersuchungsergebnisse die Kinder in drei Gruppen ein:

1. Kinder ohne Immunität und solche von 1 Jahr oder darüber, die keinen prävakzinalen Antikörpertiter besitzen.

Nach Anwendung von Lebend-Virus-Impfstoff sind bei ihnen unbedenkliche Begleitsymptome besonders häufig. Auch ist ein steiler Antikörperanstieg zu erwarten und festgestellt. Nach MARTIN war er beträchtlicher als der Anstieg nach natürlicher Infektion.

2. Passiv Immune, sei es durch transplazentare Immunisierung oder durch Gammaglobulin.

Bei dieser Gruppe wurden erwartungsgemäß wenig Begleiterscheinungen (vgl. I. 5.) gefunden, aber auch verhältnismäßig niedrige Antikörpertiter.

3. Gruppe mit aktiver Immunität, d. h. Kinder von 1 Jahr und ältere mit prävakzinalem Antikörpertiter.

Hier fanden sich weniger Begleiterscheinungen; mit Ausnahme der Kinder, die bereits einen hohen Antikörpertiter hatten, waren hier booster-Reaktionen festzustellen. Bei der Gabe von Gammaglobulin ist an dessen doppelte Wirkung zu denken: an die Reduzierung der Begleiterscheinungen, aber auch an die Senkung der Immuntiter.

4. Die Dauer der Masernimmunität

Die Dauer der Masernimmunität wird als lebenslänglich angesehen (PANUM [214], BACK u. ROSEN [23]), eine befriedigende Erklärung dafür ist jedoch bisher nicht möglich. Eine hohe genetische Antigenstabilität und Persistenz des infektiösen oder nichtinfektiösen Masernwildvirus, z. B. in infizierten Zellklonen, wird als Ursache für die lebenslängliche Dauer der Immunität angesehen.

ACKERMANN und BLACK [1] haben bei Masernvirus ähnlich wie bei Prophagen eine geringere Empfindlichkeit gegen UV-Strahlung als gegen ionisierende Strahlen gefunden. UV-inaktivierte Viren können durch Zellen reaktiviert werden. Aus den Befunden wurde geschlossen, daß entsprechend den Ergebnissen bei temperierten Phagen auch bei Masernvirus genetisches Material in die Wirtszelle eingebaut und auf die Tochterzellen übertragen wird; diese Antigenpersistenz könnte die lebenslange Immunität erklären.

Für die lebenslange Persistenz von Masernantigen soll auch die Tatsache sprechen, daß komplementbindende Antikörper gegen Masern das ganze Leben lang nachweisbar bleiben; ENDERS-RUCKLE [70] konnte in Experimenten, die den Nachweis der Viruspersistenz im Organismus von immunen Affen und Menschen zum Ziele hatten, nur in 3 von 15 Fällen das Masernvirus aus verschiedenen Geweben (Lymphknoten [2 ×], Milz [1 × von demselben Menschen]) isolieren.

Alle Personen mit Masernantikörpern sind klinisch immun, auch wenn bei über 50 Jahre alten Menschen nur die Hälfte des Titers jüngerer Jahrgänge feststellbar ist; die Höhe des Antikörpertiters scheint keinen Einfluß auf die Qualität des Schutzes zu haben (vgl. II. 2.). Bei immunen Personen, die während einer Masernepidemie engen Kontakt mit Patienten hatten, konnte BECH [18] keine Veränderung des Titers der komplementbindenden Antikörper feststellen. KAHLOW [134] bestätigte dies bei Kindergärtnerinnen, die wiederholt mit masernkranken Kindern in Kontakt gekommen waren. Über Zweiterkrankungen berichteten früher

u. a. v. Starck [251] und in der letzten Zeit Babbot u. Gordon [15], diesen seltenen Berichten über Zweiterkrankungen hat man stets skeptisch gegenübergestanden (Loos [147]).

Es müßte differentialdiagnostisch geklärt sein, ob es sich nicht um morbilliforme Arzneimittelexantheme, morbilliforme Syphilide, exanthematische Tuberkuloide usw. handelte. Interessanterweise beobachtete man bei idiopathischen Agammaglobulinämie-Fällen keine Zweiterkrankungen, auch dies spricht dafür, daß die zelluläre Immunität für den lebenslänglichen Schutz verantwortlich zu machen ist (Enders-Ruckle u. Spakler [75]).

III. Masernimpfstoffe

1. Impfstoffe aus inaktivierten Masernviren bzw. Haemaglutininen*

Zur aktiven Schutzimpfung gegen Masern stehen folgende Impfstoffarten aus inaktivierten Masernviren (GROB [101]) verschiedener Firmen zur Verfügung oder sind in Erprobung:

1. Impfstoffe aus formaldehyd-inaktivierten Viren mit Adsorbens Aluminiumphosphat oder Aluminiumhydroxyd bzw. ohne Adsorbens.

2. Impfstoffe aus gereinigtem Haemagglutinin der Masernviren ohne und mit Zusatz von Aluminiumhydroxyd.

3. Kombinationsimpfstoffe aus Masernviren oder Masernvirenhaemagglutinin, Diphtherie-, Tetanus-Toxoid, Pertussis-Antigen, Poliomyelitisviren u. a.

1.1. Zusammensetzung/Herstellung

Die verwendeten Stämme der Masernviren — alle bisher untersuchten Masernviren sind in ihren antigenen Eigenschaften so verwandt (vgl. II.), daß sie als identisch gelten (GOFFE [92]) — stammen vorwiegend von verschiedenen Linien des voll virulenten oder abgeschwächten Edmonston-Stammes ab (US National Communicable Dis. Center [183]). Das Virus der Impfstoffe der Behringwerke, Stamm 1677, wurde von RUCKLE-ENDERS aus einem Lymphknoten isoliert (HAAS u. a. [106]).

Die Masernviren werden auf Affennierenzellen, Hühnerembryonalgewebe [183] oder auf Hundenierenzellen gehalten; derzytopthogene Effekt tritt in der Kultur bei einem Infektionstiter von 10^4 bis 10^6 $TCID_{50}$/ml (WARREN u. a. [270]) nach 3—5 Tagen auf. Da die Viruskonzentration in der Zellkultur für die Impfstoffproduktion meistens nicht ausreicht, muß die Virussuspension konzentriert werden (GARD [88]). Nach GROB [101] ist die für eine Immunisierung mit einem Impfstoff aus abgetöteten Viren notwendige Virusmenge 50- bis 100mal größer als diejenige, die für eine Immunisierung mit Impfstoffen aus vermehrungsfähigen Viren notwendig ist.

Bei der Herstellung werden die Erfahrungen der Poliomyelitisvirus-Impfstoffproduktion genutzt. Die 5—7 Tage alte Zellkultur (z. B. aus trypsinierten Cynomolgus-Nierenzellen (WARREN u. a. [270]) oder Nierenzellen von Cercopithecus aethiops (HAAS u. a. [106]) in flachen Schalen mit Eagle-Grundmedium und einem Zusatz von 2 % Kälberserum wird mit 100 $TCID_{50}$ Masernviren infiziert und bei

* Die Bezeichnung „Vakzine“ sollte nur Impfstoffen aus Vakzineviren zukommen. „Totvirus-Impfstoffe“ ist besser als Tot-Impfstoffe.

37° C gehalten, bis der zytopathogene Effekt auftritt. Das Grundmedium wird zwischendurch gewechselt; die Ernte findet nach 4—6 Tagen statt.

Die zentrifugierte Kulturflüssigkeit wird mit Formaldehyd 1 : 4000 6 Tage lang bei 37° C, anschließend 21 Tage lang bei 5° C gehalten (GARD u. a. [88]). Die formalinisierten Viren werden durch Ausfällen konzentriert, das freie Formaldehyd wird ausgewaschen, Antibiotica aus dem Medium werden dabei entfernt; die Viren werden in isotonischer Kochsalzlösung mit Zusatz eines Konservierungsmittels aufgenommen. Nach Wahl wird ein Adjuvans, z. B. Aluminiumphosphat (NORRBY u. a. [198]) oder Aluminiumhydroxyd (ENDERS-RUCKLE [76], HAAS [106]) zugesetzt.

Eine Probe einer solchen Impfstoffcharge wird auf Unschädlichkeit und auf Antigenität geprüft, indem die Dosisabhängigkeit der Antikörperbildung (im Meerschweinchenversuch) bestimmt wird. Die Wirksamkeit der Impfstoffe ist abhängig von der Konzentration des Antigens, dessen immunogener Vollständigkeit und Stabilität.

Die Impfstoffe aus inaktivierten Viren sind also ein Gemisch aus Masernviren oder deren Teilen und den zu deklarierenden Zusätzen und möglicherweise Restbestandteilen aus der Zellkultur, aus der Nährlösung und aus den während der Präparation zugesetzten und wieder entzogenen Substanzen, wie Formaldehyd, Antibiotica und dgl. Eine schädliche Wirkung dieser Impfstoffe könnte also möglicherweise durch allergisierende Substanzen bedingt sein.

Impfstoffe aus inaktivierten Masernviren können mit Impfstoffen aus Toxoiden und inaktivierten Mikroorganismen gemischt werden. Der Zusatz eines Adjuvans ist nach den Erfahrungen bei anderen vergleichbaren Impfstoffen sehr zu empfehlen, wenn möglich sogar zu fordern. Die Wahl des Adjuvans bleibt dem Hersteller überlassen, doch muß die Impfstoffprüfung auch den Nachweis der Depotwirkung des Impfstoffes einbeziehen.

Herstellung des Impfstoffes aus Masern-Haemagglutinin

Zur Herstellung von Masern-Haemagglutinin wird (GARD u. a. [88], NORRBY .u. a [198]) der virushaltige (z. B. Haemagglutinationstiter 1 : 128, HAAS u. a. [106]) Kulturüberstand (Edmonston Virusstamm, NORRBY u. a. [198]) von primären Kulturen aus Hundenierenzellen mit Tween 80 und Äther behandelt, durch Dialyse konzentriert, durch Gelfiltration an Sephadex G 200 gereinigt, in der Dichte-Gradientenzentrifuge getrennt und gesammelt, mit gepufferter Kochsalzlösung aufgefüllt.

Das Präparat soll möglichst frei sein von Phospholipiden und Nukleinsäuren, es darf nur weniger als 1 % Eiweiß der Gewebekulturflüssigkeit enthalten. Der Impfstoff wird auf 8000 HA Einheiten pro ml eingestellt (GARD u. a. [88]). (Andere Rezepte für einen Tween 80 Impfstoff mit Al $(OH)_3$ sind bei HAAS u. a. [106] angegeben.)

ENDERS-RUCKLE u. a. [76] gewannen einen Haemagglutinin-Impfstoff, der im Gegensatz zu dem von NORRBY und GARD nicht nur das lipidfreie haemagglutinierende Oberflächenantigen des Masernvirus, sondern auch das Nucleoprotein der Innenkomponente enthält.

Impfstoffe, die nur Masernvirus-Haemagglutinin enthalten, sind vorteilhaft, denn sie sind frei von Ballaststoffen. Solche Impfstoffe sind auch als Zusatz zu Mischimpfstoff geeignet.

1.2. Unschädlichkeit

Das Herstellungsverfahren muß gewährleisten und in dem Kontrollverfahren muß nachgewiesen werden, daß die Inaktivierung des Masernvirus vollständig ist, d. h. daß keine vermehrungsfähigen Viren irgendwelcher Art in dem Impfstoff enthalten sind. Die Übernahme von Fremdviren mit der Gewebekultur in den Impfstoff droht bei Affennierenzellen mit SV_{40}-Viren, bei Hundenierenzellen mit

Staupe- und Hundehepatitisviren, bei Hühnerembryonalzellen mit Leukoseviren (BONIN [28]) (s. u.). Während für den Ausschluß von SV_{40}-Viren bereits große Erfahrungen vorliegen und es nicht schwerfallen wird, Nachweismethoden für Staupe- und Hundehepatitisviren zu entwickeln, bietet der Ausschluß von Leukosevirus in den Hühnerfibroblastenkulturen, die praktisch alle als latent infiziert zu gelten haben, große Schwierigkeiten. In Zukunft wird verlangt werden müssen, daß nur Zellkulturen von unter Aufsicht und unter besonderen Umständen gezüchteten und gehaltenen leukosefreien Hühnern verwendet werden dürfen.

Wenn auch die Hühnerleukoseviren bisher als nicht pathogen für den Menschen gelten und die Anwendung eines so infizierten Impfstoffes für den Geimpften unbedenklich ist (MARKHAM [154]), müssen Impfstoffe auch von solchen Fremdviren frei sein.

Die Verwendung von Impfstoffen aus inaktivierten Viren bzw. aus Haemagglutinin ruft keine Impfkrankheit mit Fieber, masernähnlichem Exanthem u. a. hervor, nur Lokalreaktionen an der Impfstelle werden beobachtet. Die Gefahr einer Allergisierung des Geimpften durch den Masernimpfstoff kann weitgehend eingeschränkt oder ausgeschaltet werden (s. auch IV. 1.2.). Gegen Hühnereiweiß empfindliche Personen dürfen nicht mit einem Impfstoff, zu dessen Herstellung Hühnergewebekulturen verwendet wurden, geimpft werden. Ob es bei tuberkulinpositiven Individuen nach Injektion von Masernimpfstoff zu einer vorübergehenden Anergie kommt, ist noch fraglich (MARKHAM [154]). SCHUBART [241] gelang es, im Meerschweinchenversuch eine Tuberkulinallergie vorübergehend durch Masernantigen abzuschwächen.

Bei dem Masernvirus-Haemagglutininimpfstoff ist durch die Eliminierung der Masernviruslipide eine Komponente mit möglicherweise schädlicher, vor allem auch allergisierender Auswirkung fortgefallen. Das Viruslipid könnte eine Rolle in der Pathogenese der postinfektiösen Enzephalitis, besonders bei der Demyelinisierung und anderen Symptomen einer immunpathologischen Reaktion spielen (vgl. I. 1.). Bei der Reindarstellung der Haemagglutinine werden auch die Nukleinsäuren, die Nukleoproteine, entfernt. Damit ist auch die Gefahr einer Verunreinigung mit Fremdviren (auch Hühnerleukosevirus) praktisch ausgeschaltet (GARD u. a. [88]).

Der Ausschluß des Leukosevirus in dem Gewebe oder in der Masernvirussuspension ist außerordentlich schwer, kostspielig und umständlich. Das negative Ergebnis ist nicht zuverlässig, denn der Test verläuft indirekt; im positiven Fall interferiert das Leukosevirus mit der Vermehrung des Rous-Sarkom-Virus, mit welchem die Kultur künstlich infiziert wurde.

1.3. Kombinationsimpfstoffe

Zur Erleichterung der Durchführung der aktiven Schutzimpfungen im Kindesalter und zur Vereinfachung des Impfprogramms lassen sich die Masernschutzimpfungen mit Kombinationsimpfstoffen (z. B. Di-Tet-Pert-Masern, Di-Tet-Masern, Di-Tet-Polio-Masern, Di-Tet-Pol-Pert-Masern, Di-Tet-Pert-Influenza-Masern (im Versuch) durchführen (ARAKAWA u. a. [12], BROWN [33], ENDERS-RUCKLE [67, 76], GROB [101], HAAS u. a. [105], KARELITZ u. a. [136, 137], ZAKHAROVA u. a. [285]). Dabei wird die i. m. Verabreichung statt der subkutanen empfohlen (ENDERS-RUCKLE [76]). Die Antigenität der Masernvirus-Komponente soll in einem Mischimpfstoff ebenso hoch wie in einem reinen Masernimpfstoff sein, die Mengenverhältnisse der Anteile in der Mischung müssen richtig abgestimmt sein [76], MASUNO u. a. [158], SATGÉ u. a. [235]).

BROWN [33] impfte 42 Kinder im Alter von 3 bis 7 und 23 Kinder im Alter von 5 bis 9 Monaten mit einem Impfstoff aus inaktivierten Masern- und Poliomyelitisviren. 52 von diesen 65 Kindern erhielten eine booster-Injektion 18, 11 bzw. 9 Monate nach der Erstimpfung, wodurch in 96 % ein Titeranstieg eintrat, was die Wirksamkeit des Mischimpfstoffes bewies.

Als besonders geeignet erwiesen sich Impfstoffkombinationen aus Toxoiden und inaktivierten Bakterien oder Viren mit dem Masernhaemagglutinin (GARD u. a. [88], HAAS u. a. [105], ENDERS-RUCKLE u. a. [76], HENIGST u. a. [116]); durch die Mischung mit der Masernviruskomponente wurde die Auswirkung des Diphtherietoxoid- und Tetanustoxoid-Anteils nicht beeinträchtigt [76].

Der DPT-Impfstoff kann auch an einer anderen Körperstelle wie der Masernimpfstoff (KRUGMANN [146]) geimpft werden. Ein derartiges Vorgehen kann unter besonderen Umständen indiziert sein, dabei reagiert der Organismus sehr gut mit einer Antikörperbildung gegen jede der einzelnen Komponenten (WITZEL [280]).

Nach GARD u. a. [88] ist der Impfstoff aus inaktivierten Viren vor allem interessant durch das Praktikable der entsprechenden Impfung, denn es scheint GARD sehr rationell, zusätzlich immunisierende Agentien in Form von inaktiviertem Antigen in einem polyvalenten Impfstoff einzubringen. "Otherwise, the time may come when we will have to spend the better part of our lives receiving one live vaccine after the other in preparation for what little time there might be left to enjoy thereafter".

1.4. Wirksamkeit

Die Wirksamkeit des Impfstoffes zeigt eine starke Abhängigkeit von der Konzentration des Masernantigens und von dessen Qualität. Deshalb sollten die Impfstoffe besser als bisher standardisiert und stabilisiert sein. Depotimpfstoffe, deren Depotcharakter ebenfalls belegt und erprobt ist, sollten bevorzugt werden. Dies gilt auch für die Masernviruskombinationsimpfstoffe.

Da die Virussuspension mit einem Infektionstiter von $10^{-4,5}$ bis $10^{-5,5}$ $TCID_{50}$/ml in der Gewebeflüssigkeit anfällt, ist eine Konzentrierung unbedingt notwendig, um den erwünschten Anstieg der Antikörper in dem Geimpften zu bewirken.

WARREN u. a. [270] untersuchten die Abhängigkeit der Antigenität von der Konzentrierung nach verschiedenen Methoden; durch chemische Ausfällung konzentrierte Viren ergaben Impfstoffchargen mit der besten antigenen Wirkung. Das Masernantigen zeigt sich gegen höhere Temperatur (ab 25° C) recht empfindlich (WARREN u. a. [270]).

Im Verlauf des Herstellungsvorganges können leicht Antigenverluste eintreten. So hat auch die Formalinbehandlung zur Inaktivierung des Masernvirus in einer Konzentration 1 : 500 bis 1 : 4000 über verschieden lange Zeit bei Temperaturen von z. B. + 5°, + 25°, + 37° C einen großen Einfluß auf die Antigenität. Je niedriger die Behandlungstemperatur und je kürzer die Einwirkungszeit des

Formalin, um so mehr bleibt die Antigenität erhalten. Der Hersteller muß eine möglichst geringe Formalinkonzentration mit einer möglichst kurz dauernden Behandlung bei 37° kombinieren, um die Inaktivierung zu sichern und das Antigen so wenig wie möglich zu schädigen.

Die Wirksamkeit wird im Meerschweinchenversuch, an der Maus, am Affen und am Menschen erprobt. Bei der Prüfung auf Antikörper sollte stets ein internationales Masern-Referenzserum mitgeführt werden (Enders-Ruckle [76]). Zum Nachweis der neutralisierenden und komplementbindenden Antikörper wird der Meerschweinchen-Test benutzt. Ob dieser für eine exakte Feststellung der Antigenmenge im Impfstoff geeignet ist, müssen noch weitere Vergleichsversuche zeigen. Ein Wirksamkeitstest mit Feststellung von sowohl neutralisierenden als auch haemagglutinationshemmenden Antikörpern nach intraperitonealer Injektion von inaktiviertem Impfstoff an Mäusen wird von Toyoshima u. a. [261] empfohlen. Dabei soll die Bildung neutralisierender Antikörper der im Meerschweinchentest entsprechen, doch hat sich der Mäusetest (i. p. Injektion des Impfstoffes) als ungeeignet zur Messung der Depotwirkung eines Adsorbatimpfstoffes gezeigt, diese wurde aber nach subkutaner Injektion faßbar.

Warren [270] prüfte die Wirksamkeit der Impfstoffchargen nicht an Meerschweinchen, sondern an Cynomolgusaffen. Die Antikörpertiter liegen bei den Affen (meist 1 : 200 bis 1 : 400, selten 1 : 600 bis 1 : 800) zum Teil weit unter denen der Meerschweinchen. Die Stärke der Konzentrierung des Antigens geht nicht eindeutig parallel mit der Höhe der Antikörpertiter. Die Affen müssen auf prävakzinale Titer vorher untersucht werden.

Bisher kann auf die Erprobung der Masernimpfstoffe am Menschen nicht verzichtet werden, und entsprechende epidemiologische Beobachtungen sind über lange Zeit durchzuführen. Bei vor der Impfung antikörperfreien Geimpften müssen nach der Impfung die Antikörpertiter im Neutralisationstest (NT), Haemagglutinationshemmtest (HHT) und in der Komplementbindungsreaktion festgestellt werden (Fulginiti u. a. [85], Norrby u. a. [198], Komiteebericht [161]). Für die Routineuntersuchung erwies sich der HHT als besonders geeignet, die Komplementbindungsreaktion ist relativ unempfindlich, der NT zu umständlich (Fulginiti [85]). Für die näheren Vorbedingungen für die Auswahl der Impflinge und der Kontrollen s. u.

Zwischen den neutralisierenden Antikörpern, die mit der Immunität assoziiert zu sein scheinen, und den haemagglutinationshemmenden Antikörpern besteht ein hoher Grad von Übereinstimmung (Fulginiti u. a. [85], Komiteebericht [161]). Mit Recht weisen Enders-Ruckle u. a. [76] darauf hin, daß aber das Ergebnis eines Schutzversuches nicht nur vom Antikörperspiegel abhängt, sondern vor allem auch von der Menge der infizierenden Viren.

Peck [215] untersuchte die epidemiologische Wirksamkeit von Masernimpfstoff aus inaktivierten Viren an 2867 geimpften Säuglingen und Kleinkindern und 2981 nicht geimpften Säuglingen und Kleinkindern und stellte die Abhängigkeit der Wirksamkeit von der Konzentration des gegebenen Impfstoffes fest (Tab. 5).

Arakawa und Kaneko [11] fanden keine Unterschiede im HHT und im Titer der neutralisierenden Antikörper nach Impfung mit inaktivierten bzw. attenuierten Masernviren. Dabei war der Titer auch an 7 S-Antikörpern gleich hoch, wenn genügende Mengen an inaktivierten Viren injiziert wurden.

Tabelle 5. *Epidemiologische Wirksamkeit von Masernimpfstoff aus inaktivierten Viren*

Study No.	Subjects	Relative potency	Observ. period	Cases No.	Effect-iveness
2	186 3 K V	100	16 months	26	44 %
	136 Non-Sib. Controls			43	
4	767 3 K V	250	6 months	29	68 %
	931 Sib. Controls			108	
6	964 3 K V	1000	6 months	0	100 %
	964 Controls*			84	
	950 3 K V	1000	24 months	5	95 %
	950 Controls*			103	

* Kontrollgruppe einschl. ca. 25 % empf. Säuglinge.

PECK Jr. [215] (Auszug)

Totvirus-Impfstoffe und Masernhaemagglutinin-Impfstoffe sind geeignet, einen Antikörperanstieg im HHT, im NT und in der KBR mit Titer 1 : 200 bzw. 1 : 400 in 98, 93 bzw. 70 % hervorzurufen. Da zirkulierende Antikörper vor einer Maserninfektion schützen können (ENDERS-RUCKLE u. a. [76], GROB [101], NORRBY u. a. [196, 198]), gilt die Impfung als wertvoll. Die Bewertung der Antikörper als Ausdruck der Wirksamkeit eines Impfstoffes veranlaßt ENDERS-RUCKLE u. a. vorzuschlagen, die immunogene Wirksamkeit eines Impfstoffes durch den Nachweis von Antikörperreaktionen und nicht an Schutz- und Sensibilisierungseffekten zu messen.

1.5. Haltbarkeit

Auch die Haltbarkeit der verschiedenen Impfstoffchargen richtet sich nach der Konzentration der Impfstoffviren. Am wenigsten haltbar ist die unkonzentrierte rohe Virussuspension, am besten die chemisch konzentrierte. Das Versagen der gefriergetrockneten Charge in der zitierten Versuchsanordnung (WARREN u. a. [270]) zeigt die Schwierigkeiten bei der Gefriertrocknung für Masernviren.

2. Impfstoffe aus abgeschwächten Viren

Lebendvirus-Impfstoffe, die verschiedene Stämme abgeschwächter Masernviren enthalten, sind im In- und Ausland lizenziert.

2.1. Impfstoffstämme

Der Edmonston-B-Stamm, der von ENDERS isoliert und in Passagen gehalten wurde, hat sich für die Impfstoffherstellung als besonders geeignet erwiesen (COCKBURN [48]) (vgl. Abb. 5).

Aus Kulturen in menschlichen Nierenzellen wurde eine Variante des Edmonston-Stammes herausgezüchtet und in vielen Passagen in menschlichen Nierenzellen abgeschwächt; das Virus wurde in Hühnerembryonalkulturen übertragen und nach 6 Passagen dauernd in Hühnerembryonalzellen gehalten. Bei der Lizenzierung wird von einem attenuierten Masernvirusstamm verlangt, daß er sich nicht viraemisch verbreitet; nach intravenöser Übertragung auf masernempfängliche Affen darf ein Isolieren aus dem Nasopharynx und — wenn er intrazerebral verabreicht wurde — aus der Spinalflüssigkeit nicht gelingen.

Auch für die Zulassung attenuierter Poliomyelitisviren als Impfstoffvirusstämme war anfangs gefordert worden, daß diese Viren keine Viraemie hervorrufen; die Forderung konnte nicht erfüllt werden. Ob es bei den Masernviren zu einer analogen Entwicklung kommen wird, ist nicht zu übersehen. Im Gegensatz zu anderen Autoren stellten Schwarz u. a. (zit. bei Goffe [92]) vor 1960 bei

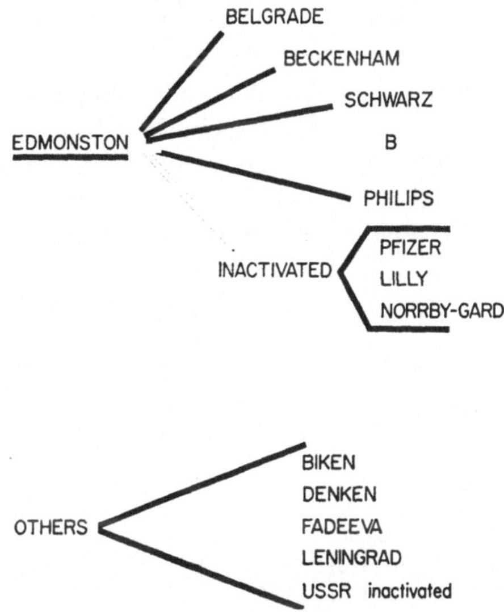

Abb. 5. Abstammung der abgeschwächten Masernvirusstämme (Katz [141])

einem von zwei Kindern eine Viraemie fest, im Nasen- und Rachenspülwasser war das Masernvirus nicht nachzuweisen. Das Mißlingen der Anzüchtung des attenuierten Virus aus dem Rachen oder aus dem Blut schließt eine Viraemie nicht aus. Wenn die Vermehrung der attenuierten Viren wie die der Wildviren im lymphatischen Gewebe stattfindet (Nu u. a. [200]) müßte die Verbreitung dieser Viren auf dem Blut- und Lymphwege erfolgen, wofür auch Fieber und Exanthem nach Impfung zu sprechen scheinen.

Für die attenuierten Viren muß gewährleistet sein, daß sie in ihren Eigenschaften stabil sind (s. Tab. 6, 7). Dies ist erreicht worden durch eine Adaptation an Gewebe verschiedener Tierspecies, an Hühnerembryonalgewebe, an verschiedene Gewebekulturen von Tier und Mensch, z. B. Passagen in Nieren- und Amnionzellen des Menschen, Hühnerembryonen, Hühnerembryozellkulturen, auch in Hühnerembryolungenzellen, Affennierenzellen, Kaninchennierenzellen, Hühnerembryofibroblasten. Auch Passagen in Hundenierenzellen wurden versucht (Mares u. a. [153]). Diese entsprechenden Experimente wurden in den USA, in der UdSSR, in Japan, Jugoslawien und England und auch in der CSSR durchgeführt

(Zhdanov u. a. [286], Grob [101]). Dabei entstanden die verschiedenen Impfstoffstämme (Zhdanov u. a. [286], Hendrickse u. a. [114], Katz [141]).

Mit Stamm Edmonston B wurden bereits 1964 (Katz [141]) mehr als 5 Millionen Kinder in den USA und anderswo, häufig auch in Kombination mit Immunglobulin, geimpft.

Durch weitere Passagen wurde von Milovanovic [175] aus einem Edmonston-Stamm, der mildere Reaktionen hervorrief als der Edmonston-B-Stamm, ein Impfstoff hergestellt. Im Verlauf der Experimente stellte Milovanovic fest, daß die zunehmende Attenuierung nicht von fortgesetzten Passagen in Hühnerzellgewebe abhängig war: Fieberreaktionen waren bei den Kindern, die mit dem Impfstoff der 117., 125. und 135. Passage geimpft waren, ähnlich häufig wie bei Kindern, die mit dem Edmonston-B-Stamm geimpft worden waren, aber wenn der Impfstamm in der 94. Passage benutzt worden war, waren die Fieberreaktionen geringer als beim Edmonston-B-Stamm. Doch war die Ausbildung des Exanthems davon unabhängig; dieses Exanthem trat bei den Passagen mit hoher Zahl seltener auf (4 bis 5 %).

Als Kennzeichnung des Grades der Attenuierung sehen die Autoren die Fähigkeit der Masernviren, Interferon zu bilden (u. a. Petralli u. a. [219], Merigan [167]) an – der Belgrad-Stamm bildet mehr Interferon als der Edmonston-B-Stamm – [vgl. III. 2.2.]. Wie weit die durch Wildvirus-Stämme hervorgerufenen Chromosomenbrüche (vgl. IV. 2. 7.) bei der Attenuierung (Haas u. a. [106]) der Viren nicht mehr auftreten, scheint noch nicht endgültig geklärt.

Tabelle 6. *Markers of Edmonston measles virus variants*

Property	Virulent	Attenuated
Growth in cell systems		
Primary human	++	±
Continuous lines	0–±	++
Primary chick	0	++
Production of interferon	±	+
Plaque formation		
Human amnion	"large"	"small"
Grivet kidney	0	elongated
Chick embryo	0	punctate
Effects in monkey and man		
Viremia	++	0–±
Reactivity	++	0–+
Communicability	++	0
CNS involvement	++	0

Aus Katz [141]

In der Tab. 6 sind die Eigenschaften, marker, des virulenten Edmonston-Virusstammes mit denen des attenuierten verglichen, siehe auch Tab. 7 (Grob [101]). Unterschiede liegen besonders in dem Verhalten in der Gewebekultur, im Ausmaß der Bildung von Interferon, in der Plaquebildung und im Verhalten in Affen und Menschen.

Der Gewebetropismus des Impfvirus scheint sich nicht von dem des Wildvirus zu unterscheiden (Nu u. a. [201]), doch können mit der Fluoreszenz-Antikörper-

Tabelle 7. *Vergleich einiger Eigenschaften des Masern-Wildvirus und des gezähmten Virus*

Eigenschaften	Wildvirus	Gezähmtes Virus
Morbidität	bis 100 %	0
Affinität zu Schleimhaut	+ + + +	0 (+)
Affinität zu Conjunctiven	+ + +	0 (+)
Antigenität	+ + + +	+ + + (+)
Nachweis im Blut	möglich	nie
Cytopathogener Effekt	Riesenzellen	Riesenzellen, Spindelzellen
Wachstum in vitro	gut	verlangsamt
Interferonbildung durch infizierte Zellen	erst spät	früh und stark
EEG-Veränderungen	50 %	3 %

Aus Grob [101]

technik in Verbindung mit histologischen Beobachtungen im Affenversuch weitere Merkmale demonstriert werden (Nu u. a. [201]).

Für Kontrolluntersuchungen zur Überwachung von Impfaktionen und zur Beurteilung von Impfreaktionen mit Impfkomplikationen ist die praktische Möglichkeit einer

2.2. Differenzierung von Masernvirusstämmen in Wildstämme und attenuierte Stämme

wichtig.

Bisher liegen nur wenige Mitteilungen über reproduzierbare Marker vor, mit deren Hilfe auch nur wenige Stämme getestet wurden. Im Prinzip nutzt man hauptsächlich die mit der Adaptation an fremde Wirtssysteme verbundene Vermehrungseinschränkung in Zellen menschlichen Ursprungs, entweder bei gleicher oder geänderter Bebrütungstemperatur. Das gilt für das Ausmaß des zytopathogenen Effektes wie für die Plaquebildung in verschiedenen Systemen. Über die dabei verwendeten Methoden vergleiche Bonin u. a. [29, 35], Enders u. a. [64], Maeyer [151], Rapp [225].

Ein weiterer Versuch der Unterscheidung liegt in der Bestimmung der Neuropathogenität für Affen entsprechend den Erfahrungen bei Poliomyelitis. Nach intrazerebraler Injektion von Masernviren rufen weder Wild- noch abgeschwächte Stämme klinische Symptome hervor, doch treten histologisch faßbare Unterschiede in den Affengehirnen auf (Buynak u. a. [35], Enders u. a. [64], Tint [258], Uchida u. Takeda [263]).

Intratypische Serodifferenzierungen sind bisher nicht versucht worden. Rapp [225] berichtet lediglich über einen Plaque-Reduktionstest zur Identifizierung von Masernviren allgemein. Wildstämme, die frisch angezüchtet sind, haben nach Rapp [225] sowie Hozinsky u. a. [126] unterschiedliche Plaquegrößen, wobei der Wildtyp mit großen Plaques überwiegt. Hozinsky u. a. [126] geben in Anlehnung an die Versuche mit Poliomyelitisviren einen Rct-40-Marker an. Sie halten ihn für eine Differenzierung von Masern-Wild- und -Impfstoff-Stämmen für geeignet,

Tabelle 8

Marker	Attenuiert L-16 Cold-Var.	Beckh. 20 Schwarz	Edmonst. B. (L—4)	Wild Edmonston	Philad. 26	Autoren
Vermehrung in:						
Hühnerfibr.			+	0		Enders et al.
Prim. m. Niere			langsam	rasch		Enders et al.
Prim. m. Amnion			langsam	rasch		Maeyer a. Enders
HeLa			langsam	rasch		Mayer a. Enders
FL			deutlich	schwach oder negativ		Bonin
Interferon			2—4 ×	(+)		Enders et al.
Plaques (S-Marker)						
Hühnerfibr.			3 mm, rund	0	0	Buynak et al.
Prim. Grivet-Niere			–5 mm, lang	0	1 mm, rd.	Buynak et al.
HeLa			sehr klein	klein		Maeyer a. Enders
WS (Amnion-L.)			sehr klein	klein		Maeyer a. Enders
Prim. Amnion			sehr klein	klein		Maeyer a. Enders
BSC-1 (Green-Monk. Lin.)			unter 1 mm	1—2 mm		Rapp
Pr. Green-M. N.			unter 1 mm	unter 1 mm		Rapp
HEp-2			unter 1 mm	unter 1 mm		Rapp
Temperatur						
23—25° C	+					
32° C WS			$10^{0,5}$	$10^{-1,5}$	$10^{-3,75}$	Buynak et. al.
in 0,1 Grivet			$10^{-3,0}$	0	$10^{-1,5}$	Buynak et. al.
ml H. F.		+ +	$10^{-2,75}$	0	0	Buynak et. al.
36° C WS			0	$10^{-2,75}$	$10^{-3,75}$	Buynak et. al.
in 0,1 Grivet			$10^{-3,25}$	0	$10^{-3,0}$	Buynak et. al.
ml H. F.			$10^{-1,5}$	0	0	Buynak et. al.
Rct 40			0	+		Hozinsky et. al.
T 50° C			nicht geeignet			Hozinsky et. al.
Viraemie						
Affe, Mensch			±	+		Enders et al.
			sehr selten	regelmäßig		Bonin
Leukopenie			sehr selten	mittelstark		Bonin
Infektiosität des Nasensekrets (Affe)			fehlt	vorhanden		Bonin
Neurovirulenz			0	Dissemin.		Enders et al.
			0	Perivasc. Inf., Ger. Ausbr.		Buynak et al.
Enzymdiff.			noch nicht abgeschlossen			Sabina

L = Leningrad, Pr. Green-M. N. = Primäre Green-Monkey-Niere.
Grivet = Primäre Grivet-Affen-Niere, H. F. = Hühnerfibroblasten
T 50° C = Inaktivierung bei 50° C.

während der T-50°-Marker (Temperaturbeständigkeit bei 50° C) nicht brauchbar erschien. SABINA [233] untersuchte, ob unter der Wirkung der Masernviren Enzymdifferenzen in Kulturen nachweisbar sind, ohne abschließende Ergebnisse zu erzielen. BONIN [29] weist auf Unterschiede in klinisch-virologischen Auswirkungen (Leukopenie usw.) hin. — Einzelheiten vgl. Tab. 8.

SHROÏT und KOZLYUK [245] geben als Unterscheidungsmerkmal für verschiedene Masernvirusstämme pathogene und immunogene Eigenschaften an, die sich in Intensität und Dynamik der Zellveränderungen in der Milz bei Versuchstieren und in der Zahl der dort auftretenden Mitosen zeigen. — SMORODINTSEV u. a. [249] bezeichnen als biologische Marker die Kontagiosität, Immunogenität und Entstehung von Impfreaktionen unterschiedlichen Ausmaßes und teilen danach eine Reihe von Stämmen ein in vier Gruppen der Abschwächung: Initiale Stämme (frühe Stadien von Leningrad 4), unvollständig abgeschwächte Stämme (Leningrad 4 und Edmonston), vollständig abgeschwächte Stämme (Leningrad 4, 5 und 16) sowie übermäßig abgeschwächte Viren (Leningrad 4 cc und Leningrad 14).

Die Befunde sind in Tabelle 8 dargestellt.

Aus den vielen z. T. abweichenden und nicht immer exakten Angaben im Schrifttum ist zu ersehen, daß die Entscheidung, ob es sich bei einem von einem Kranken oder Geimpften stammenden Masernvirusstamm um ein Wildvirus oder ein Impfstoffvirus handelt, noch nicht sicher zu treffen ist.

Die Tabelle 9 (MILOVANOVIC [175]) verdeutlicht, daß es noch nicht gelungen ist, einen Impfstamm zu isolieren und zu halten, der ohne belastende und störende Reaktionen eine Masernimmunität hervorzurufen vermag (OKUNO [206]). Der Impfstoffstamm Schwarz (SCHWARZ u. a. [242]), der ein Abkömmling vom Enders Edmonston-A-Stamm (COCKBURN [48]) ist — er wurde nur in Hühnerembryozellkulturen gehalten (GROB [101]) —, rief bei relativ größter Verträglichkeit — nur bei 5,7 % der Impflinge tritt Fieber, bei 7,2 % ein Exanthem auf — ausreichenden Schutz hervor. Eine weitere Abschwächung der Viren über den Schwarz-Stamm hinaus ist zu bedenken.

Tabelle 9. *Vergleich der wesentlichen klinischen Reaktionen nach Impfen mit verschiedenen Impfstoffen*

	Edm. B	Edm. B + GG	Belgrade	Belgrade + GG	Placebo
	%	%	%	%	%
T° $\leqq$ 37.5° C	5,6	10,3	8,5	27,5	40
37.6–39.4° C	55	53	70	55	58
$\geqq$ 39.5° C	39,4	37	21,5	17,5	2
Rash	45	18,4	12,5	22,5	4,6
Koplik	2,2	—	—	—	—
Enanthem	4,5	—	—	—	—
Foll. tonsillitis	23,5	16	20,5	10	2,3
Convulsions	2,2	—	1,1	—	—
Nb. obs.	89	87	88	40	86

Aus MILOVANOVIC [175]

SMORODINTSEV u. a. [250] und FADEEVA u. a. [78] haben eine größere Anzahl von verschieden zusammengesetzten Impfstoffen, Leningrad 4 und Leningrad 16 [250], in Feldversuchen verwendet. Der Leningrad-16-Stamm war auch ohne eine gleichzeitige Gabe von Gammaglobulin gut verträglich und rief eine gute Immunität hervor. Die Bemühungen sowjetischer Autoren führten zur Herauszüchtung des Stammes ESC.

2.3. Herstellung von Impfstoffen aus abgeschwächten Masernviren

Die Impfstoff-Hersteller wählten für die Haltung des Saatstammes Hühnerembryonal-Gewebekulturen, primäre menschliche Amnionkulturen, Diploid-Meerschweinchen-Nierenzellkulturen und andere, um die bei den Passagen selektierten Eigenschaften der Viren zu stabilisieren (ZHDANOV u. a. [286], COCKBURN u. a. [48], FULGINITI [85], GROB [101]). Als Nährlösung dient Parker 199 (ADAM u. a. [2]). Um die Möglichkeit einer Übertragung des Hepatitis-Virus zu verringern oder zu vermeiden, werden die Menschen-Amnionzellen mit β-Propiolakton vorbehandelt.

Der Virusertrag am vierten Tag nach der Beimpfung liegt größenordnungsmäßig bei 6000 $TCID_{50}$ in 0,2 ml (FULGINITI [85]). Die Impfstoffe besitzen eine Viruskonzentration von 100—100 000 $TCID_{50}$ pro 0,5 ml (GROB [101]).

Der Masern-Lebendvirusimpfstoff kann lyophilisiert werden (MEYER u. a. [172]).

Er wird intramuskulär aber auch intranasal (OKUNO [205]) verabreicht. Die Multipunkture-Methode erwies sich als nicht vorteilhaft (HAAS u. a. [106]).

Eine Adsorption des vermehrungsfähigen Masernvirus an Aluminiumhydroxyd ($Al[OH]_3$) (HAAS u. a. [106]) setzte — wie zu erwarten war — die Wirksamkeit herab.

2.4. Unschädlichkeit

Nach den Impfungen mit dem Edmonston-B-Stamm (KATZ [141]) traten oftmals und in erheblicher Stärke, meist am 7. Tage nach der Impfung, Fieber zwischen 38° und 39° C, selten bis 40° C, ein Exanthem ohne Kopliksche Flecke, außerdem Krämpfe auf (GROB [101]), doch blieben die für Masern bekannten Komplikationen aus (ADAM u. a. [3]). Zur Vermeidung dieser Begleitreaktionen (Fieber und Exanthem), die eine Massenimpfung praktisch unmöglich machen und gerade auch die maserngefährdeten Kinder gefährden könnten, wurden die weiteren Impfstoffstämme nach ihrer Fähigkeit zu immunisieren, ohne daß wesentliche Begleitreaktionen auftreten, ausgewählt.

Tabelle 10. *Klinische Reaktionen bei Geimpften nach Gabe von verschiedenen Impfstoffen*

	Edm. B	Edm. B + GG	Schwarz	Belgrade	Beck.	Placebo
Fever 39,5° C or higher	20—30 %	9—15 %	5—15 %	7—14 %	5—10 %	0—10 %
Duration of fever	3.8 d.	3.1 d.	2.5 d.	2.5 d.	2.0 d.	1.0 d.
Exanthem	30—50 %	5—30 %	3—15 %	6—20 %	11—17 %	2— 3 %
Seizures	2,1 %	0,6 %	1 %	1,1 %	1 %	0,15 %

aus KATZ [141]

Die Tab. 10 zeigt, daß die Stämme Schwarz und Beckenham im Vergleich mit den anderen die geringsten Reaktionen auslösen (COCKBURN u. a. [49], HENDRICKSE [114], SCHWARZ u. a. [242, 289], HAAS u. a. [106]).

Impfstoffe aus attenuierten Viren sollten also eine mild verlaufende oder inapparente, nicht ansteckende masernähnliche Erkrankung hervorrufen [183].

Das Auftreten der Begleitreaktionen ist nicht nur von dem Antigen, sondern von der Viruskonzentration des Impfstoffes abhängig. So stellte GROB [101] z. B. bei einer Gesamt-Impfdosis von 300 000 $TCID_{50}$ in 94 % Fieber und in 81 % Exanthem, bei 30 000 $TCID_{50}$ als auch bei 100 $TCID_{50}$ in 55 % Fieber und in 27 % Exanthem fest.

Um ohne Beeinträchtigung der immunogenen Auswirkung der Impfstoffe die unerwünschten Begleitreaktionen einzuschränken, wird eine gleichzeitige Gabe von Gammaglobulin oder eine Vorimpfung mit Impfstoff aus inaktivierten Viren empfohlen. 0,02 ml Gammaglobulin pro kg wurden in den Deltamuskel der Gegenseite injiziert (FULGINITI [85], HAAS u. a. [106]). Dadurch wurde die Häufigkeit und Schwere der Reaktion nach der Impfung eingeschränkt (KRUGMANN [146], SCHWARZ u. a. [242], SMORODINTSEV u. a. [250], WALLGREEN [268]). Voraussetzung für den Erfolg ist der Gehalt des Gamma-Globulins an Masernvirus-neutralisierenden Antikörper-Einheiten, z. B. 4000 E/ml (vgl. I. 5.).

Eine Vorbehandlung mit Totvirusimpfstoff führt ebenfalls zur Einschränkung der Begleitreaktionen wie Fieber und Exanthem (KRUGMANN [146], WALLGREEN [268]).

Der Impfstoff aus dem Schwarz-Stamm verursacht Reaktionen wie eine Impfung mit dem Edmonston-B-Virusstamm kombiniert mit Gammaglobulin (SCHWARZ u. a. [242]).

Auch die sowjetrussischen Masernvirus-Impfstoffe L 16, L 4 und L 5 (SMORODINTSEV [250]) benötigen keine Gammaglobulin-Prophylaxe, da die Begleitreaktionen unerheblich waren, so daß sie deshalb als besonders geeignet bezeichnet werden.

Nasal verabreichte Impfstoffe aus einem speziell vorbereiteten Virusstamm zeigten sich besonders verträglich (OKUNO [205]).

2.5. Wirksamkeit

Wie bereits angegeben (vgl. III. 1. 4.) genügt es den Herstellern, die Wirksamkeit der Impfstoffe aus attenuierten Masernviren auf Grund der Feststellung haemagglutinationshemmender Antikörper nach der Impfung zu belegen (GROB [101], HAAS u. a. [106], FULGINITI u. a. [85], NORRBY u. a. [198]), da eine gute Korrelation zwischen diesen und dem Titer der komplementbindenden und neutralisierenden Antikörper besteht. Nach der Impfung mit Lebendvirusimpfstoff entwickelten sich bei praktisch allen geimpften, vorher seronegativen Kindern meßbare Antikörper [183].

Voraussetzung für die erwartete Auswirkung ist eine bestimmte Virusmenge des Impfstoffes; z. B. reichten Viruskonzentrationen des unkonzentrierten Impfstoffes, wie er bei der Herstellung anfällt, mit einer $TCID_{50}$ pro ml von $10^{-4,4}$ bis $10^{-5,5}$ nur selten aus, um neutralisierende oder komplementbindende Antikörper beim Meerschweinchen bis zu einem Titer 1 : 100 zu erzeugen (s. a. OKUNO [205]).

Es ist nicht klar, wie weit die Begleitreaktionen, also vor allem Fieber und Exanthem, Symptome für die Güte des Immunisierungsprozesses sind.

Smorodintsev u. a. [250, 161] stellten fest, daß für die Wirksamkeit eine Impfstoffaktivität, die sich klinisch bemerkbar macht, vorhanden sein muß. Dem steht die Beobachtung gegenüber, daß nach Verimpfen des Schwarz-Virusstammes oder nach einer mit Gammaglobulin kombinierten Impfung zwar die Antikörper-Titer geringer waren, doch die erzielte Immunität genügte [183].

Reinheit

siehe unter Abs. III. 1.1. – Seite 27

Kontrolle der Impfstoffe auf Freisein von Fremdviren

siehe unter Abs. III. 1.2. – Seite 28

2.6. Impfstoffe aus Staupevirus

Bei der Auswahl von Mikroorganismen für die Herstellung von Impfstoffen aus vermehrungsfähigen Krankheitserregern kann in speziellen Fällen daran gedacht werden, statt eines virulenzschwachen oder artifiziell in der Virulenz abgeschwächten menschenpathogenen Mikroorganismus einen solchen auszuwählen, der nicht menschenpathogen in der determinanten immunogenen Antigenität mit dem betreffenden Krankheitserreger, also hier mit dem Masernvirus, eine Übereinstimmung besitzt. Die genannten Vorbedingungen werden vor allem von dem Staupevirus erfüllt. Grundsätzlich würde ein solcher Impfstoff große Vorteile mit sich bringen, dies bezieht sich vor allem auf die Unschädlichkeit und eine Vereinfachung der Kontrollen für Hersteller und Prüfer.

Adams u. Imagawa [5, 7] sowie Carlström [40, 41] gelang der Nachweis von Antikörpern gegen Staupevirus in menschlichen Seren.

Während Adams diese Befunde zunächst auf durch Staupevirus verursachte respiratorische Erkrankungen bei Kindern zurückführte, stellten Imagawa u. a. [130] und Carlström [39, 41] serologische Beziehungen zwischen Masern- und Staupevirus fest.

Die Masern des Menschen und der Primaten, die Staupe der Caniden sowie die Rinderpest werden durch Viren verursacht, die morphologisch nicht zu unterscheiden sind. Bezüglich der Pathogenese, Symptomatik und Histopathologie bestehen zwischen Masern und Staupe weitgehende Übereinstimmung (Karzon [138], Warren [269, 271] u. Enders-Ruckle [70]). Dasselbe trifft zu für ihre Antigenbeziehungen [269, 229].

Die von Adams [4] geäußerte Vermutung, daß Kinder für eine natürliche Infektion durch Staupevirus empfänglich seien und dieses Ursache von Erkrankungen des Respirationstraktes sein könne, konnte bisher nicht bestätigt werden. Black u. Rosen [23] konnten erst 1956 auf Tahiti eine durch Staupevirus verursachte Explosivepidemie unter Hunden beobachten, in deren Verlauf $^{2}/_{3}$ aller Hunde der Insel verendeten. Bei den bis zu vier Jahren alten und bis dahin nicht durchmaserten Kindern der Insel konnten keine Erkrankungen beobachtet werden, die auf Infektionen durch Staupevirus hinwiesen. Bei keinem der Kinder wurden neutralisierende Antikörper gegen Staupevirus gefunden.

Hoekenga u. Schwarz [124] beobachteten ebenfalls bei mehreren hundert Menschen aller Altersgruppen, denen avianisiertes für Hunde attenuiertes Staupevirus injiziert worden war, in keinem Fall Krankheitserscheinungen, die auf die Injektion von Staupevirus zurückgeführt werden konnten. Gegen die Annahme, daß der Mensch als Folge einer natürlichen und experimentellen Infektion durch Staupevirus erkranken kann, spricht auch, daß bisher kein Fall von Laboratoriumsinfektion und Infektion in einer Tierklinik bekannt geworden ist.

Das völlige Ausbleiben von Hinweisen für Erkrankungen von Menschen, die beispielsweise in Familien engstem Kontakt mit Staupevirus tragenden und ausscheidenden Hunden ausgesetzt sind, spricht sehr dafür, daß es sich bei der Staupe um eine auf Caniden beschränkte Erkrankung, also nicht um eine Zoonose, handelt.

Die verfügbaren serologischen Untersuchungsergebnisse machen es sogar wahrscheinlich, daß sowohl der Mensch gegen eine Infektion mit Staupevirus wie auch umgekehrt der Hund gegen eine solche mit Masernvirus resistent ist. So reagiert der Mensch auf eine Injektion von Staupevirus wie auch der Hund auf eine solche von Masernvirus durch extrem geringe Antikörperbildung im Vergleich zu Injektionen mit dem Virus, für die Hunde bzw. Menschen primär empfänglich sind.

Der gesicherte Befund, daß Antikörper gegen Masern und Staupe bei annähernd der gleichen Anzahl von Erwachsenen vorhanden sind, findet seine Erklärung in der Beobachtung, daß beim Menschen nach Maserninfektion oder Masernimpfung fast immer, allerdings mit zeitlicher Verzögerung, auch Antikörper gegen Staupevirus auftreten. Die Quantität dieser Antikörper entspricht derjenigen, die bei Menschen nach Injektion von Staupevirus gefunden wird. Allein gegen Staupe gerichtete Antikörper ließen sich bisher bei nicht durchmaserten Kindern so gut wie nie finden.

Über die serologischen Beziehungen zwischen Masern- und Staupevirus sowie deren Antikörper liegen mehrere Beobachtungen vor [5, 8, 19]. Alle Untersucher sind sich darin einig, daß eine serologische Verwandtschaft zwischen beiden Viren besteht. Dabei sind die Angaben über Art und Ausmaß der Beziehungen wegen z. T. weit voneinander abweichender experimenteller Versuchsanordnungen durchaus unterschiedlich.

Es scheint jedoch, daß diese vorwiegend in vitro erzielten Versuchsergebnisse keine schlüssige Antwort auf die Frage nach der Eignung von Staupevirus für die Immunisierung des Menschen gegen Masern geben können. Nach Lage der Dinge kann eine Antwort auf die gestellte Frage nur aus Ergebnissen echter Immunisierungsversuche am Menschen abgeleitet werden.

Der erste beschriebene und serologisch nicht überwachte Immunisierungsversuch am Menschen mit Staupevirus wurde von Adams [8] durchgeführt. 200 Insassen einer Heilanstalt unterschiedlichen Alters erhielten Injektionen von je 1 ml eines eiadaptierten für Hunde attenuierten vermehrungsfähigen Staupevirus. Während in der geimpften Gruppe innerhalb von 5 Jahren nach der Impfung 1,8 % an Masern erkrankten, waren es in der ungeimpften Kontrollgruppe 5,9 %. Bemerkenswert ist die Feststellung, daß die Masse der Masernfälle in beiden Gruppen drei Jahre nach der Impfung auftrat, was die relativ geringe Schutzwirkung in der geimpften Gruppe erklären könnte.

Weitere Angaben finden sich bei Hoekenga u. Schwarz [124]. Diese Autoren injizierten in einem Masern-Endemiegebiet Panamas Kindern bis zu 5 Jahren 0,5 ml und älteren Personen 1,0 ml einer Suspension eines Staupevirus, wie es auch Adams verwendet hatte. Die Kontrollpersonen erhielten Injektionen eines attenuierten vermehrungsfähigen Masernvirus. Bis zu $5^1/_2$ Monaten nach der Impfung waren von den mit Masernvirus Geimpften 0,7 %, von den nicht Geimpften dagegen 9 % an Masern erkrankt. Von den mit Staupevirus Geimpften erkrankten innerhalb der gleichen Zeit 3,6 %, von den Ungeimpften 6 %. In der Altersgruppe bis zu 5 Jahren betrugen die Prozentsätze an Masernerkrankungen bei mit Masernvirus Geimpften 0,8 %, bei Ungeimpften 15,5 %. Bei mit Staupevirus Geimpften war das Verhältnis 4,1 % zu 12,1 %.

Beide Immunisierungsversuche lassen eine gewisse Schutzwirkung beim Menschen gegen Masern nach Injektion von eiadaptiertem für Hunde attenuiertem Staupevirus vermuten, andererseits wird die Überlegenheit des Impfschutzes nach Immunisierung mit attenuiertem Masernvirus deutlich. Zu einer generellen Beantwortung der Frage nach einer möglichen Immunisierung des Menschen gegen Masern mit Hilfe von Staupevirus-Impfstoffen reichen die bisher vorliegenden Untersuchungsergebnisse nicht aus.

Aus den vorliegenden Ergebnissen kann jedoch mit großer Sicherheit die Aussage abgeleitet werden, daß die mögliche Wirksamkeit einer Immunisierung mit Staupevirus die Wirksamkeit einer Impfung mit Masernvirus nicht erreichen kann. Beobachtungen über eine mögliche Allergisierung durch Staupeviren gegen Masernviren liegen bisher nicht vor, dies könnte ein Vorteil für einen Staupevirusimpfstoff sein.

Aus dem Vorteil bei der Verwendung von Masernviren zur Impfstoffherstellung kann der Schluß gezogen werden, daß eine Voraussetzung für die gute immunisierende Wirksamkeit von Impfstoffen aus vermehrungsfähigen Viren die natürliche Empfänglichkeit des zu Impfenden ist. Diese Voraussetzung ist offenbar für das Staupevirus beim Menschen nicht erfüllt.

Die vorliegenden Erfahrungen aus Immunisierungsversuchen mit Impfstoffen aus inaktivierten Masernviren zeigen, daß der Schutz derartig Geimpfter mindestens ebenso gut ist wie nach Impfung mit vermehrungsfähigem Staupevirus.

Nicht untersucht ist bisher die Wirksamkeit von Impfstoffen aus virulenten und inaktivierten virulenten Staupeviren, insbesondere aus inaktivierten Staupeviren in Adsorbatimpfstoffen.

Zusammenfassend kann gesagt werden, daß die bisher vorliegenden Untersuchungsergebnisse keinen Anhaltspunkt für eine ausreichende Wirksamkeit von Staupevirus-Impfstoffen gegen Masern bieten. Impfstoff aus Staupevirus der bisher verwendeten Art erreicht die immunisierende Wirkung von Impfstoffen aus Masernviren nicht.

Es wird in diesem Zusammenhang interessieren, daß zur prophylaktischen Behandlung der Staupe der Impfstoff aus inaktivierten Masernviren in zunehmendem Maße verwendet wird.

IV. Anwendung der Masernimpfstoffe

Der Francis-Bericht [223] über die Durchführung und Auswertung des umfangreichen Feldversuches zur Ermittlung der Wirksamkeit von Impfstoffen aus inaktivierten Poliomyelitisviren 1954 in den USA ist als vorbildlich für derartige Untersuchungen anzusehen. Vor der Einführung der Masernimpfstoffe wurde eine entsprechende Versuchsplanung und Organisation in ähnlich großem Umfange und in gleicher Absicherung der Ermittlungen und der Vergleichbarkeit der Umweltfaktoren für die statistische Auswertung nicht für notwendig gehalten. Das hat verschiedene Gründe: das Masernvirus tritt nur in einem Typ auf und nicht wie das Poliomyelitisvirus in 3 Typen; alle Masernvirusstämme haben die gleiche Pathogenität und Virulenz, dagegen unterscheiden sich die Poliomyelitisviren darin erheblich; die Kontagiosität liegt über 90 %, die der Poliomyelitisviren wesentlich niedriger; es gibt praktisch keine abortiven Masern, nach einer Infektion tritt das typische durch das Masernexanthem charakterisierte klinische Krankheitsbild auf; nur in einem Verhältnis von 1 : 300 (Typ 1) treten bei der Poliomyelitis Paralysen ein, die größte Zahl der Fälle verläuft aparalytisch, abortiv oder inapparent.

Die Masernimpfstoffe sind nach dem Vorbild der Poliomyelitisimpfstoffe hergestellt und kontrolliert, damit war von vornherein eine größere Gewähr für ihre Tauglichkeit gegeben. Diese Impfstoffe können aus virologischen und immunologischen Gründen in der Zusammensetzung einfacher aufgebaut sein. Sowohl der Impfstoff aus inaktivierten als auch der aus abgeschwächten vermehrungsfähigen Viren werden parenteral verabreicht; damit ist die Aufnahme des Antigens in Menge und Qualität gesichert und die Dosierung vereinfacht.

Nachdem die Kultur der Masernviren in Zellkulturen ermöglicht war, bildeten sich in vielen Ländern Arbeitsgruppen, die die Impfstoffherstellung betrieben und Impfungen an Kleinkindern ohne serologische Anzeichen einer bereits durchgemachten Masernerkrankung durchführten. Die hier und dort anfallenden Daten sind praktisch aber nicht zu vergleichen:

Die Impfstoffstämme waren meistens verschieden durch ihre Passagenhaltung und den Grad ihrer Abschwächung; die Zellkulturen für die Gewinnung der Viren unterschieden sich in ihrer Art (Affennierenzellen, Hundenierenzellen u. a., primäre oder permanente Zellstämme). Die Konzentrationen der Impfstoffe waren verschieden so wie die Dosierungen, die Darreichungsart und die Intervalle. Die Auswahl der Impflinge unterlag keinem gemeinsamen Grundprinzip, Alter (Anamnese der Kinderkrankheiten), Ernährungszustand, soziale Verhältnisse u. a. differierten. Die Antikörpermessungen, anfangs nach verschiedenen Methoden mit unvergleichbaren Ergebnissen betrieben, erfolgten ohne Standardreagentien. (Inzwischen steht ein von der WHO anerkanntes Referenzserum, Statens Serum Institut Kopenhagen, als Bezugsserum zur Verfügung.)

Inzwischen konnten zwar auch epidemiologische Erfahrungen über die Auswirkung von Impfungen gegen Masern in verschiedenen Ländern gesammelt werden, doch sind diese nicht oder nur beschränkt auf andere Länder übertragbar, vor allem wenn in diesen keine Meldepflicht besteht. Außerdem ist die Beobachtungszeit für epidemiologische Schlußfolgerungen noch viel zu kurz.

Aus dieser Situationsanalyse ist abzuleiten, daß in dem folgenden Kapitel die Beobachtungen über die Wirksamkeit und Verträglichkeit von Schutzimpfungen gegen Masern, so wie sie unter den verschiedenen Umständen angefallen sind, gesammelt und je nach Fragestellung ausgewertet werden mußten. Einzelne veröffentlichte Impfaktionen wurden als Modellfälle ausgewählt.

1. Anwendung der Masernimpfstoffe aus inaktivierten Masernviren und Haemagglutinin

(Dosierung, Impfintervalle, Alter der Impflinge)

Konzentrierter Aluminium-Phosphat-Impfstoff (Feldmann [81]) wurde dreimal 0,5 ml intramuskulär im Abstand von 1 Monat oder die dritte Dosis 6 Monate später verabreicht. 97 % der 3078 Geimpften waren 4 Jahre oder jünger, 1845 waren Krabbelkinder. Einen Monat nach der dritten Dosis betrug die Konversionsrate 91 %, 6—7 Monate nach der dritten Dosis waren aber bei fast allen Kindern die Antikörper abgesunken. Je nach der Zahl der Injektionen war die Masernimmunität geprägt: nach Exposition traten keine Masern auf, oder die meisten Fälle verliefen mild oder modifiziert, 15 % der Kinder erkrankten noch an Masern. Wenn die dritte Dosis erst nach 5 Monaten gegeben wurde, bestand eine bessere Immunität, 54 % der Kinder erkrankten nicht, in 38 % waren die Masern stark modifiziert und in 4 % traten sie unverändert auf. Wenn Geimpfte trotz der aktiven Schutzimpfung an Masern erkrankten, dann waren diese Kinder für die Empfänglichen in ihrer Umgebung nicht infektiös.

Zur Schutzimpfung muß ein Impfstoff mit hoher Konzentration verwendet werden, um eine Immunität von 95 % bis 100 % der Geimpften noch nach 6 bis 24 Monaten zu erreichen, wie es aus der Tabelle 5 (s. S. 32) zu ersehen ist.

Mit der Zahl der Impfdosen stiegen Konversionsrate und Durchschnittstiter (Norrby u. a. [198]). Nach dreimaligen Injektionen trat in 100 % ein Neutralisationstiter von durchschnittlich 1 : 60 auf. Die Konversionsrate nahe 100 % wurde in zwei oder drei Monaten nach der letzten Impfung erreicht.

Ohne Wiederholungsimpfungen scheint ein Erfolg nicht gesichert zu sein, das Intervall zwischen den Injektionen ist von großer Wichtigkeit (Gard u. a. [88]).

Nach Enders-Ruckle u. a. [76] tritt eine Immunität erst nach dreimaliger Injektion eines Totvirusimpfstoffes und nach mindestens einer Wiederholungsimpfung ein, was das Impfvorhaben außerordentlich belastet und es schwer durchführbar macht, Kombinationsimpfungen werden sehr zweckmäßig sein. Dazu siehe auch Karelitz u. a. [136].

Der früheste Impftermin liegt im 1. und 2. Lebensmonat, doch werden spätere Termine (ab 4. Monat) für optimal gehalten. Nach den Beobachtungsergebnissen von Watson [275] liegen über einen merkbaren Einfluß des Alters auf die klinischen und serologischen Reaktionen nach Impfung noch keine Befunde vor. Erwachsene reagieren auf die Impfung wie Kinder. Andererseits wurde festgestellt, daß mit zunehmendem Alter bis zum 2. Lebensjahr nach der Masernschutzimpfung die Antikörpertiter höher steigen. Bei Vorhandensein von mütterlichen Antikörpern reagierten die Kinder auf die Impfung im 3. Lebensmonat (BROWN [33]) nicht mit einer direkt nachweisbaren Antikörperbildung, noch im 5. Lebensmonat wirkten sich die mütterlichen Antikörper aus.

Die Gegenwart mütterlicher Antikörper [76] soll aber im Säuglingsalter nur die serologische Beurteilung der Wirksamkeit der Impfung erschweren. Das Ausbleiben oder die Abschwächung von klinischen Reaktionen nach einem Masernkontakt oder nach Impfung mit abgeschwächten Viren zeigen nämlich den Impferfolg an (SCHLUEDERBERG u. a. [239]). Auch bei einem Bestand von mütterlichen Antikörpern kann der Säugling eine Immunität durch die Impfung erwerben, da von ihm nach erneutem Antigenreiz nur die für die anhaltende Immunität wertvollen 7 S-Antikörper und nicht 19 S-Antikörper gebildet werden. Daraus geht hervor, wie notwendig es ist, die Qualität der Antikörper bei der Kontrolle des Impferfolges zu bestimmen (vgl. II. 3. u. IV. 2. 2.).

Das Fazit aus den Veröffentlichungen: Dosierung 1,0 ml oder 0,5 ml i. m. dreimal im Abstand von etwa 4 Wochen mit einer Auffrischungsdosis (booster) einige Monate später, Impfalter ab 4. Monat, im ersten und zweiten Lebensjahr oder später.

Bisher sind die Termine für die Wiederholungsimpfungen nur empirisch festgelegt. Es wurde im Experiment ermittelt (HENNEBERG u. a. [119]),

> daß für jeden Impfstoff die optimalen Intervalle ausprobiert werden müssen, daß die erste Wiederholungsimpfung anzeigt, ob die erste Impfung optimal war, und daß es sehr darauf ankommt, nicht zu früh und nicht zu spät die Wiederholungsimpfungen anzusetzen.

1.1. Erfolge der Impfung

Die Autoren GARD u. a. [88], PECK [215], WARREN u. a. [270], WATSON [275], BROWN [33], ENDERS-RUCKLE u. a. [76], NORRBY u. a. [198], FOEGE u. a. [82] äußern sich über die Bildung von neutralisierenden, auch haemagglutinierenden [76] Antikörpern nach der Impfung mit Impfstoffen aus inaktivierten Masernviren. Nach zwei- bis dreimaliger Immunisierung war die Konversionsrate 100 % [76]. Nach KARELITZ (zit. bei GROB [101]) trat ein Anstieg der Antikörpertiter nach der ersten Impfung in 67 %, nach der zweiten in 98 %, nach der dritten in 100 % ein. FELDMAN [81] gab entsprechend an: 4 %, 53 %, 72 % und stellte fest, daß ein Vergleich der serologischen Befunde verschiedener Autoren nicht möglich ist (vgl. oben).

NORRBY u. a. [198] untersuchten die Titer der zirkulierenden Antikörper bei Kindern 22 Monate nach der Impfung (dreimal in Monatsabstand) mit einem Alaun-präzipitierten Impfstoff und die Wirkung einer booster Injektion (1 ml/ i. m.) mit demselben Impfstoff oder einem gereinigten Masernvirushaemagglutinin. Letztgenanntes Präparat hatte eine drei- bis viermal höhere Wirksamkeit als der aus Formalin-inaktivierten Viren bestehende Adsorbatimpfstoff. Noch 22 bis 23 Monate nach der Impfung hatten alle Geimpften haemagglutinationshemmende Antikörper, Titer 1 : 10. In der Verwendung eines Adsorbat-Impfstoffes sehen die Autoren [198] keinen Vorteil. Möglicherweise könnten die ungünstigen Ergebnisse an nicht zweckmäßigen Intervallen zwischen den Impfungen und Nachimpfungen liegen (Drescher, Henneberg u. a. [119]), Adsorbatimpfstoffe verlangen einen speziellen Impfplan, dann kann die Zahl der Impfungen eingeschränkt werden, die Intervalle sind zu verlängern, die Wirksamkeit der Impfung wird gesteigert.

Der maximale Titer nach der Impfung mit inaktivierten Viren liegt im Durchschnitt ein oder zwei Verdünnungsstufen unter dem Durchschnitt des maximalen Titers nach einer Infektion. Auch nach Lebendvirus-Impfstoffen liegen die neutralisierenden Antikörpertiter höher [134].

Die Titer nach der Impfung mit inaktivierten Viren scheinen schnell abzusinken, im allgemeinen sind sie 6—9 Monate nach der Erstimpfung nicht mehr nachzuweisen. Die Schutzwirkung war aber nach 19 Monaten noch deutlich, nämlich 70 bis 94 %, d. h. in 70 % gegen alle Formen von Masern und in 94 % gegen die üblichen Masern (Gard u. a. [88]). Im Report [183] wird zusammenfassend festgestellt, daß der Impfschutz für die ersten Monate anhalten, dann aber schnell abfallen soll.

Kinder (4 Jahre 9 Monate bis 5 Jahre 9 Monate alt) in einem Kindergarten wurden mit Impfstoff aus inaktivierten Viren geimpft [82]. Ein Masernausbruch erfolgte 2—6 Monate später, dabei blieben 82 % der Geimpften ohne jegliche Anzeichen von Masern, und 93 % erkrankten an abortiven Masern (ohne Fieber und Exanthem). Damit zeigte sich die Wirksamkeit des Impfschutzes.

Bei einer Gruppe von Kindern, die mit je 1 ml während einer Masernepidemie geimpft worden waren (Peck [215]), erwies sich der Impfstoff aus inaktivierten Viren als sehr wirkungsvoll, um Masern zu verhüten. Als sich die Kinder im Kontakt mit den Masernkranken infizierten, stiegen die Titer rapide an, ohne daß Krankheitserscheinungen auftraten. Nach drei Masernsaisons war die Zahl der geimpften Personen mit vollem serologisch nachweisbarem Impfschutz gegen Masern, ohne daß Krankheitserscheinungen aufgetreten waren, dieselbe wie die Zahl der Kontrollpersonen, die Masern gehabt hatten.

Die Erfahrungen nach Darreichung von *Haemagglutinin-Masern-Impfstoffen* reichen noch nicht aus, um über die Dauer des Impfschutzes genügend Gesichertes auszusagen. Der Titer komplementbindender Antikörper kann bei Haemagglutinin-Impfstoff-Geimpften niedriger liegen als bei mit Impfstoff aus inaktivierten Viren geimpften Personen. Dies wird dadurch erklärt, daß das entsprechende Antigen bei der Herstellung des Haemagglutinin-Impfstoffes separiert wurde. Ob dies ein Nachteil für die Immunisierung ist, bleibt noch zu klären. Die bei der Reinigung des Haemagglutinins abgetrennten Substanzen könnten im Mechanismus der Antikörperbildung, möglicherweise auch der Immunität, eine Funktion erfüllen. In dem von Enders-Ruckle [76] verwendeten Impfstoff aus Spaltprodukten des Masernvirus war auch das Nucleoprotein mit enthalten, von dem nicht bekannt ist, ob ihm eine für den Immunitätsschutz notwendige Funktion zukommt.

Die Immunisierung mit einem Impfstoff aus inaktivierten Viren erwies sich in den zitierten Arbeiten als genügend wirksam, sie induzierte eine Antikörperbildung. Eine immunologische Hyperreaktivität [215] trat auf, wenn die Geimpften das Virus in der Natur aufnahmen, die anamnestische Immunitätsantwort erfolgte dabei so rechtzeitig, daß das Auftreten von Masernsymptomen verhindert wurde.

1.2. Nebenwirkungen

Impfstoffe aus inaktivierten Viren galten bisher als sehr gut verträglich, dies gilt für alle Altersklassen [183]. Als Nebenreaktionen werden von Grob [101] bis zu 2 % Lokalreaktionen, von Baroyan [16] nach der zweiten Injektion milde Nebenreaktionen bei 6,7 % angegeben. Norrby u. a. [198] beobachteten unter 57 Geimpften einmal starke Reaktionen an der Injektionsstelle. Feldmann [81] sah lokale Schwellungen, Erythem in 0,5 bis 2 %, möglicherweise auch Fieber innerhalb der ersten 48 Stunden in 20 % bei älteren Kindern, doch handelte es sich um Kinder, die gleichzeitig interkurrent erkrankt waren.

Nach einem Kombinationsimpfstoff traten lokale Reaktionen, auch Fieber bis 38° auf, doch keine Infiltrate und Abszesse. Die Reaktionen waren nach der abschließenden Impfung mit DPT-Polio-Impfstoff mit Fieber und Allgemeinreaktionen besonders stark, DPT-Polio-Impfstoff wurde 4 bis 5 Wochen nach der Impfung mit vermehrungsfähigen Viren gegeben (Haas u. a. [105], Enders-Ruckle u. a. [76]).

Inzwischen sind Beobachtungen bekannt geworden, die höchst bedenklich sind und die Verwendung von Impfstoffen aus inaktivierten Viren sehr beeinträchtigen werden, denn es zeigten sich bei Wiederholungsimpfungen auffallende allergische Reaktionen.

Okuno u. a. [208, 183] wiesen auf derartige allergische Lokalreaktionen hin. Durch eine Impfung mit attenuierten Masernviren wurden Überempfindlichkeitsreaktionen hervorgerufen, die sich [281, 226] in lokalen und allgemeinen Reaktionen bemerkbar machten, wenn die geimpften Personen erneut mit attenuierten oder „wilden“ Masernviren in Kontakt kamen. Diese anaphylaktischen Reaktionen sind im Meerschweinchenversuch zu belegen. Hennessen und Mauler [121] stellten im Schultz-Dale-Test am Meerschweinchen fest, daß aber nach Gabe des durch Tween-80-Äther-Behandlung gewonnenen Haemagglutinins des Masernvirus keine Hypersensibilisierung nachzuweisen ist. Aus dem Experiment ist abzuleiten, daß wahrscheinlich die Lipide des Masernvirus, die in dem Haemagglutinin-Impfstoff fehlen, sensibilisierend wirken.

Die Impfstoffe aus inaktivierten, nicht besonders behandelten, kompletten Masernviren werden wegen der Möglichkeit der Sensibilisierung nicht mehr anwendbar sein. Ob derartige Masernimpfstoffe in Kombination mit anderen oder auch nach Zusatz von Adsorbentien nicht sensibilisieren, ist noch nicht bekannt. Es ist durchaus möglich, daß Zusätze die Allergisierung hindern.

Der Impfstoff aus Haemagglutinin ist nach den bisherigen Erfahrungen eindeutig zur Impfung zu bevorzugen.

1.3. Kombinationsimpfungen — Totvirus- und Lebendvirus-Impfstoffe

Derartige Kombinationen sind nach Meinung einiger Autoren (Clarke [46], Enders-Ruckle u. a. [76], Grob [101], Haas u. a. [105, 106], Karelitz u. a. [137], Krugmann [146, 161], Okuno [206, 207], Du Pan u. a. [213], Satgé u. a. [235], Schluederberg [238], Watson [275]) angezeigt —, ein Vorschlag, der wohl nur noch historische Bedeutung hat — um den Impferfolg zu steigern und um die Reaktion der Lebendvirusimpfstoffe zu mäßigen. Da Kombinationsimpfstoffe mit einer Masernviruskomponente zukünftig propagiert werden (vgl. O.), sind Einzelheiten über den Wert der Vorimpfung — um eine solche würde es sich bei Nutzung kombinierter Impfstoffe handeln — interessant.

Okuno [207] nennt die kombinierte Impfung die sicherste und beste Methode für eine Massenimmunisierung in Japan. Dabei wird die leicht durchführbare Inhalationsmethode des Lebendvirus-Impfstoffes empfohlen (Okuno [208]), weil damit ein Anstieg der Antikörper im Organismus des bereits mit inaktivierten Viren Geimpften gesichert wird. Doch schränken Karelitz u. a. [137] und Krugmann [146] die Vorteile einer Verwendung eines Impfstoffes aus inaktivierten Viren bei Impfaktionen sehr ein, weil er die Ärzte stärker belastet, besonders wenn der Totvirusimpfstoff zweimal gegeben werden sollte (Okuno [208]). Die Mehrbelastung wäre nur zu vertreten, weil die entstandene Immunität als eine Infektionsimmunität nach der Inhalationsimpfung aufzufassen ist [208] und eine solche das höchste Prädikat des Impferfolges wäre.

Die von Okuno [207] propagierte Vorimmunisierung muß so dosiert sein, daß bei Abschwächung der unerwünschten Begleitreaktionen nach der Lebendvirusimpfstoffgabe das Angehen der Impfung mit den attenuierten Masernviren nicht verhindert wird [207, 208]. Totvirusimpfstoffe mit Adjuvantien erwiesen sich daher als ungeeignet für eine Vorimmunisierung, da sie, wenn sie sich gut auswirken, das Angehen der attenuierten Viren stören (Okuno [207]).

Wie bei anderen Impfungen ist die Stärke der Antigenität des zuerst gegebenen Impfstoffes ausschlaggebend für die Reaktionen nach den Impfungen (Drescher [58, 59], Norrby u. a. [198], Sandow [234]).

Nur noch von wissenschaftlichem Interesse ist die Verwendung eines Totvirusimpfstoffes vor einer Impfung mit Lebendvirusimpfstoffen, um die von diesen hervorgerufenen Reaktionen abzuschwächen. Für eine günstige Auswirkung des Lebendvirusimpfstoffes war eine Vorimpfung mit einem Totvirusimpfstoff notwendig, nach der sich ein Titer der neutralisierenden Antikörper von 1 : 4 bis 1 : 8 ausbildete. Ein Titer von 1 : 2 reichte nicht zur Unterdrückung der klinischen Symptome, bei einem Titer 1 : 6 blieb die Impfung mit dem Lebendvirusimpfstoff reaktionslos (Okuno u. a. [207]). Doch legten Satgé u. a. [235] Wert darauf, daß die erste Injektion mit inaktivierten Masernviren hoch dosiert ist, um eine gute Vorbereitung für die spätere Gabe des Lebendvirusimpfstoffes zu sein.

Die Reaktionen auf Lebendvirusimpfstoffe konnten auch dann abgeschwächt werden, wenn nach der Gabe des Totvirusimpfstoffes keine Antikörperreaktionen nachweisbar waren, z. B. im Stadium der Hyperaktivität (Enders-Ruckle u. a. [76]). Als 4—12 Monate alte Kinder, die mit einem Totvirusimpfstoff vorgeimpft worden waren (17 Kinder ohne Antikörper), mit Masernkranken Kontakt hatten, erkrankten 2 an Masern, 3 an modifizierten Masern und 12 blieben ohne klinische Zeichen einer Krankheit (Krugmann [146]). Brody u. a. [32] hielten die Vorimpfung mit inaktivierten Masernviren vor der

Lebendvirusimpfstoffgabe für ungünstig, da so Geimpfte (mehr als die Hälfte der Geimpften) auf eine Maserninfektion mit deutlichen Titeranstiegen reagierten. Man schlug eine einmalige Impfung mit Totvirusimpfstoff als Vorbereitung für einen Lebendvirusimpfstoff vor (OKUNO u. a. [206]), während SCHLUEDERBERG [238] nur eine Dosis Totvirusimpfstoff für ungenügend hält, um ein Individuum vor den Begleitreaktionen der Impfung mit vermehrungsfähigen Masernviren zu bewahren.

Die Masern-Antikörper nach einer Einzeldosis inaktivierter Viren sollen relativ unbeständig sein im Gegensatz zu denen, die nach einer Kombination Gammaglobulin + Lebendvirusimpfstoff auftraten (BRODY u. a. [32]). Die Verabreichung von inaktivierten Viren wird sogar als störend angesehen [32]. Mit Recht wird darauf hingewiesen, daß die entscheidende Ausbildung von 7 S-Antikörpern nicht bei ungünstiger Vorimmunisierung erfolgt.

Der Abstand der ersten Impfung, der Vorimpfung, zur 2. Impfung sollte mindestens 4 Wochen betragen (OKUNO u. a. [207, 208]). Auch NORRBY [198], GRAFE u. a. [93] betonen die grundsätzliche Notwendigkeit eines genügend langen Intervalls. Nach der zweiten Impfung, der booster-Injektion, trat ein hoher Antikörpertiter auf, der aber bereits in den ersten 10 Wochen stark absank. Danach stabilisierten sich die Verhältnisse, so daß nach weiteren 6 Monaten kein Titerabfall mehr zu bemerken war [207, 208]. Die Titer nach der booster-Dosis erwiesen sich also endgültig als stabiler als die nach der Primärimmunisierung [198]. KAHLOW [134] beobachtete bei Kindergärtnerinnen, die nachweislich häufig mit Masernvirus in Kontakt gekommen waren, daß booster-Effekte nach solchen natürlichen Kontakten — gemessen an den haemagglutinationshemmenden Antikörpern — auffallend spät auftraten und nur vorübergehend hielten. Die erhöhten Antikörpertiter gingen nach einiger Zeit wieder auf die vorher vorhandenen Titerhöhen zurück; dieses würde den Beobachtungen von NORRBY u. a. [198] nach Impfungen entsprechen.

Totvirusimpfstoff wurde bis zum 7. Lebensmonat gegeben (KARELITZ [137]); im 9. Lebensmonat (DU PAN [212], OKUNO u. a. [207, 208] schlugen ein Vierwochen-Intervall vor) folgte die Gabe des Lebendvirusimpfstoffes. Wenn der Lebendvirusimpfstoff 1 bis 6 Monate nach ein oder zwei Dosen inaktivierten Impfstoffes verabreicht wurde (KRUGMANN [146]), führte dies zu einem Antikörpertiteranstieg bei reduzierten Nebenreaktionen: weniger als 10 % der so Geimpften zeigten Temperaturen über 39,5 °, Exanthem und andere klinische Symptome waren selten.

Eine Vorimmunisierung mit Impfstoff aus inaktivierten Viren hat also nach gewissen Regeln zu erfolgen. Eine Unterdosierung führt zu keiner Immunisierung, eine Überdosierung immunisiert so stark, daß die eingeimpften abgeschwächten Masernviren sich nicht ansiedeln und vermehren können.

Ist das Intervall zwischen der Vorimmunisierung und der Nachimpfung zu lang, so kann die Reaktionsänderung des Organismus verklungen sein, ist das Intervall zu kurz, dann können die nach der Erstimmunisierung entwickelten Antikörper die neu eingeführten Antigene neutralisieren; damit wäre eine Auswirkung der Impfung mit Lebendvirusimpfstoff blockiert oder wesentlich eingeschränkt.

Als die Lebendvirusimpfstoffe noch aus weniger in der Virulenz abgeschwächten Masernviren hergestellt wurden, war eine Vorimpfung mit inaktivierten Masernviren notwendig. Bei Massenimpfungen ist ein solches Vorgehen nicht zu praktizieren, bei individuellen Impfungen gelegentlich anzuraten. Doch sind Dosierung und Intervalle für diese Vorimpfung exakter als bisher festzulegen. Auf Grund der Erfahrungen, besonders der japanischen Autoren, kann die Kombination einer Impfung mit inaktivierten Viren mit der mit abgeschwächten Viren zu einer optimalen Immunität führen.

2. Anwendung von Impfstoffen aus attenuierten Masernviren

Über Feldversuche mit Lebendvirus-Impfstoffen berichteten u. a. ADAM u. a. [2], BAROYAN [16], BOUÉ u. a. [30], BUDD [34], CLARKE [46], COCKBURN u. a. [49, 183], FADEEVA u. a. [78], FULGINITI [85], GRASSET u. a. [95], GROB [101], GUDNADOTTIR u. a. [102], HALONEN u. a. [108], HENDRICKSE u. a. [114, 115], KATZ [141], MARES u. a. [153, 161], MEYER u. a. [172], MILOVANOVIĆ [175], NAGLER u. a. [182], OKUNO [206], DU PAN [212], RISTORI u. a. [228], SYRUCEK u. a. [256], ZHDANOV u. a. [286].

Wie bereits besprochen, ist es nicht möglich, die Ergebnisse dieser Versuche zusammenzufassen und gemeinsam auszuwerten, da die Einzelheiten unvergleichbar sind (vgl. IV.).

Als Virusmenge werden allgemein 1000 $TCID_{50}$/Dosis für eine Impfung angegeben. Die Impfung erfolgt mit 0,5 bis 1 ml subkutan in den Oberarm oder Oberschenkel, auch intramuskulär, oder der Impfstoff wird inhaliert, was als besonders praktikabel und erfolgreich bezeichnet wird (GROB [101]). OKUNO [206] impfte intranasal mit 0,1 ml ($10^{4,5}$ $TCID_{50}$). Eine Jet-Impfung (MEYER u. a. [172]) mit 0,5 ml erwies sich unter Umständen auch als geeignet und erfolgreich (REY u. a. [227]).

Die WHO (COCKBURN [48]) veröffentlichte folgende Übersicht über die von ihr unterstützten Impfaktionen in 7 Ländern mit 7 verschiedenen Impfstoffen und Impfstoffkombinationen (Tab. 11).

Inzwischen sind weitere Impfaktionen durchgeführt worden, in einigen Ländern wurde die Impfung gesetzlich geregelt (z. B. DDR). Die Zahl der geimpften und wiedergeimpften Personen betrug Ende 1966 mehr als 20 Millionen.

2.1. Erfolge der Impfung

Wie bei den Poliomyelitisvirusimpfstoffen sind die Kriterien zur Beurteilung der Masernvirusimpfstoffe die Antikörpertiter (conversion rate) und die epidemiologischen Ermittlungen (Schutzwirkung, Immunität bei Kontakt mit dem Infektionserreger). Die durch Antikörpertiter belegte Immunität erwies sich nach ZHDANOV u. a. [286] und COCKBURN [49] als Schutz vor der Infektion. Möglicherweise genügen 80 Masernvirus neutralisierende Antikörpereinheiten je pound (1 pound = 0,4534 kg), um die Ansiedlung und Vermehrung von Masernviren nach der Schutzimpfung zu hemmen (FULGINITI [85]).

Aus den Beobachtungen in Feldversuchen folgern BOUÉ u. a. [30], CHUMAKOV u. a. [45], FULGINITI [85], GRASSET u. a. [95], HALONEN u. a. [108], HEMPEL u. a. [113], IKIĆ u. a. [129], KARELITZ u. a. [137], KATZ [141], MEYER [170], MILOVANOVIĆ [175], RISTORI u. a. [228], SCHLUEDERBERG [238], SINYAK u. a. [246], VOROSHILOVA u. a. [267], WATSON [275], ZHDANOV u. a. [286] für die Wirksamkeit der Impfung mit attenuierten Viren folgendes: Eine einzige Injektion eines optimal zusammengesetzten Lebendvirus-Impfstoffes führt in über 95 % zur Immunität, gemessen am Antikörpertiter. Die Wirksamkeit erwies sich bei Geimpften, die mit Masernkrankheiten in Kontakt kamen und mit großer Wahrscheinlichkeit hätten erkranken können. Diese Immunität tritt nach einer einzigen Impfung ein ohne Wiederimpfung oder Masern-Reinfektion (KATZ [141]).

Tabelle 11. *Measles vaccine studies sponsored by WHO – 1964*

Country	No. of children	Vaccines: Placebo	Enders + GG*	Enders alone	Schwarz	Becken-ham 20	Belgrade 62	Smoro-dintsev + GG*	Killed + Live	
Switzerland I (Dr. R. Martin du Pan)	200 +	+ a)	+	+ b)	+	+				children in nurseries and general community
Czechoslovakia (Dr. L. Syrucek)	600 +	+	+	+	+ (Glaxo)	+	+			children in institutions
Canada I (Dr. F. P. Nagler)	200 +	+	+	+	+ (Glaxo)	+ (P. D.)				children in an institution
Yugoslavia (Dr. M. V. Milovanovic and Dr. R. Boskovic)	± 400	+	+		+ (Glaxo)	+	+			children in one small city
Nigeria (Prof. R. G. Hendrickse)	± 500	+	+		+	+ c)				children in Ibadan area
USSR I (Dr. V. Bolotovsky)	700 +	+	+		+	+	+	+		children in nurseries and kindergartens
Switzerland II (Drs. du Pan and Buser)	up to 1000								+[1]	children in nurseries and general community
USSR II (Dr. V. Bolotovsky)	3000	+							+[2]	children in nurseries and kindergartens
India (Dr. P. Taneja)	± 2000								+[3]	children in villages and outpatient departments
Canada II (Dr. F. P. Nagler)	200	+	+		? +	? +			+	children in institutions

* 0,022 ml per kilo body weight. a) This "placebo" group were children living in the same environment but not suitable for inoculation. b) The children in this group were injected after the main trial was finished. c) Two different batches of Beckenham 20 vaccine were used. [1] Half the children are being given Warren's killed vaccine followed by Enders' live vaccine and the other half Warren's vaccine followed by Beckenham vaccine. [2] One group of children are being given Warren's vaccine followed by Enders' vaccine and the other Warren's followed by Smorodintsev's. [3] Warren's vaccine followed by Enders' vaccine.

Der Impferfolg ist vor allem von der Art des verwendeten Impfstoffstammes abhängig. Nach der Verwendung des am wenigsten abgeschwächten Impfstoffstammes Edmonston B, der aber nicht mehr für die Impfungen in Frage kommt, traten die höchsten Antikörpertiter auf, dabei war die Höhe der Antikörpertiter (Komplementbindungstest und Haemagglutinationshemmtest [175]) direkt proportional der Schwere der klinischen Reaktionen nach der Impfung. Milovanović [175] fand, daß bei hohen Fieberreaktionen und bei längerer Dauer dieser Reaktionen die Antikörpertiter am höchsten liegen: Kinder von 1 Jahr, bei denen im allgemeinen höheres Fieber auftrat, hatten höhere HAH-Titer als jüngere oder ältere, während der Ernährungsstatus und die soziale Lage ohne Einfluß waren.

Faedeeva u. a. [78] machten dieselben Erfahrungen bei der Impfung von 26 314 Kindern ohne Masernanamnese, die zweimal s. c. in 4 Wochen Abstand geimpft wurden (Impfstoffe d. Inst. f. Virologie in Moskau): Impfstoffe mit starken Reaktionen immunisierten stärker.

Chumakov und Mitarbeiter berichteten jüngst über einen verbesserten abgeschwächten Masernimpfstoffstamm, den sie durch Passagen der Impfstoffvariante Schwarz des Edmonston-Stammes von Grünen Meerkatzen erhielten [45]. Der Restneurotropismus dieses neuen Stammes ESC liegt bedeutend niedriger als der der Wildstämme. In mehreren Feldversuchen erwies sich der ESC-Stamm (ohne Gammaglobulin-Zugabe) als weniger reaktogen als der übliche Schwarz-Stamm [246]. Bei diesen gut kontrollierten Massenimpfungen von Kindern wurden leichte Fieberanstiege bei nur 5 bis 10 % der Kinder und Fieber über 39° und Exanthem nur in weniger als 1 % der Impflinge gesehen [267]. Echte Komplikationen wurden offenbar nicht beobachtet. Antikörperanstiege wurden in 98,1 % bei seronegativen Impflingen beobachtet [267]. Der Impfstoff (Virusstamm ESC) gibt auch nach sechsmonatiger Lagerung in lyophilisiertem Zustand gute immunologische Resultate. Die serologischen Untersuchungen haben weiter erwiesen, daß nach Injektion mit Kolbenspritzen und Jet-Injektion gleich gute Antikörpertiteranstiege auftreten.

Die Beobachtungen von Califiore u. a. [38] schränken aber die Benutzung des Jet-Injektors auf ein Dosisvolumen von 0,5 ml und mehr ein, da bei einer Menge von 0,1 ml die Verluste an Impfstoff bei der Jet-Impfung zu groß sind.

In der DDR wurde ein Feldversuch mit einem Lebendvirusimpfstoff eigener Herstellung durchgeführt, bei dem zur Vermehrung des Impfvirus Hundenierenzellen verwendet wurden. Bei über 100 nicht durchmaserten Kindern zeigten 17 % ein masernartiges Exanthem und 38 % Fieber über 37,4° C nach der Impfung. Die serologischen Untersuchungen mit HAH- und KBR-Testen zeigten einen Antikörperanstieg bei 29 % der Impflinge [113].

Weiterhin ist der Impferfolg von der Zahl der Impfungen abhängig. Durch eine zweite Impfung (Fadeeva u. a. [78]) wurden die Antikörpertiter bei den meisten Kindern erhöht; die Zahl der nach der ersten Impfung Seronegativen wurde außerdem reduziert (Zhdanov u. a. [286], Cockburn u. a. [49]). Wenn fünf Jahre nach der Impfung eine einzige Wiederholungsimpfung stattfindet, soll es zu lebenslänglicher Immunität kommen (Katz [141]).

Aus den Ergebnissen des Feldversuches in Hongkong [125] an etwa 1000 Kindern im Alter von 9 bis 24 Monaten geht hervor, daß die intradermale Darreichung von 0,1 ml Schwarz-Impfstoff (200 $TCID_{50}$) und 0,1 ml Beckenham 31 Impfstoff (178 $TCID_{50}$) nicht ausreicht, um einen genügend großen Anteil der Geimpften zu immunisieren (74,7 % bzw. 86,5 %). Dagegen lag die Konversionsrate nach intramuskulären Injektionen bei Schwarz-Impfstoff (0,5 ml mit 1000 $TCID_{50}$) und Beckenham 31 Impfstoff (0,5 ml mit 890 $TCID_{50}$) bei 96 %. Die Antikörpertiter lagen nach Beckenham-Impfstoff im Durchschnitt höher als nach Schwarz-Impfstoff. Die Begleitreaktionen (Fieber, Exanthem) waren nach Beckenham-Impfstoff stärker und häufiger als nach Schwarz-Impfstoff (z. B. Fieber und Exanthem bei 30,5 % bzw. nur Fieber bei 35,2 %).

2.2. Abhängigkeit des Erfolges der Untersuchung von präexistenten Antikörpern

(vgl. IV. 1.)

Nach HENIGST und MÜLLER [116] lassen Säuglinge unter 5 Monaten nach der Impfung mit einem Impfstoff aus vermehrungsfähigen Viren noch keinen befriedigenden Antikörperanstieg erkennen (Abb. 6). Dabei muß bedacht werden, daß die dabei injizierte Virusmenge geringer ist als die bei Impfstoffen aus inaktivierten Viren. Wenn die Titer der mütterlichen Antikörper abgefallen sind, fällt die Beeinträchtigung des Antikörperbildungsvermögens weitgehend fort, und es können bei den meisten Impflingen ähnliche Antikörpertiter hervorgerufen werden wie bei Kleinkindern vom 12. Lebensmonat an.

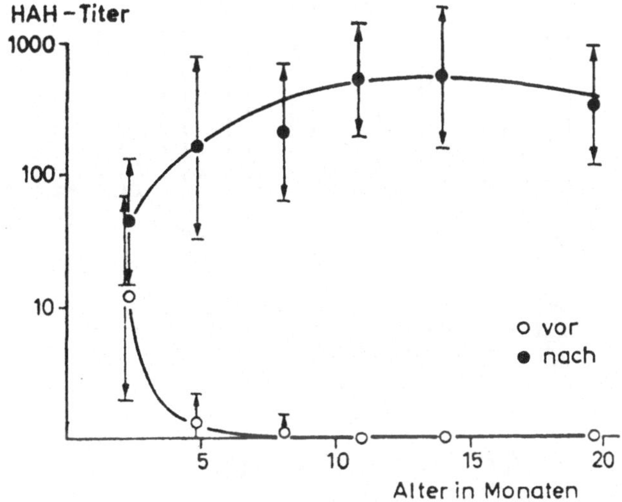

Abb. 6. Masern-Antikörper vor und nach dreimaliger Impfung von 90 Kindern mit Quinto-Virelon. (HENIGST u. MÜLLER [116])

Die Impfung bei Kindern, die vor der Impfung immun waren, rief keinen signifikanten Anstieg der heamagglutinationshemmenden Antikörper hervor, es sei denn, der vorher vorhandene Antikörpertiter war sehr gering, dann trat ein booster-Effekt ein (GRASSET u. a. [95]). Die Feststellung, daß der mütterliche Schutz bis zum 7./8. Monat bei den Kindern ausreicht (KATZ [141]), läßt vermuten, daß ab 9. Monat 90 % und mehr Kinder empfänglich sind, so daß dann die Impfung vorgenommen werden sollte [141].

Dem ist zuzustimmen, da die Halbwertzeit der von der Mutter auf das Kind übertragenen Antikörper etwa 4 Wochen beträgt und mütterliche Antikörper bei Säuglingen von 5—8 Monaten nicht mehr nachgewiesen werden können.

Der Impferfolg gilt als gesichert, wenn 7 S-Antikörper gebildet werden (vgl. II. 3. u. IV. 1.). 19 S- und 7 S-Antikörper treten nach Masern und nach der Impfung mit Lebendvirus- bzw. Totvirusimpfstoff auf. Sie erscheinen 12 Tage nach der Infektion und erreichen ungefähr nach 3 Wochen gleiche maximale Titer, danach verschwinden die 19 S-Antikörper sehr schnell. Die 7 S-Antikörper werden nach Masern das ganze Leben hindurch synthetisiert und bleiben im Serum nachweisbar. Der erste Antigenreiz nach Impfung muß groß genug sein, um die Bildung von 7 S-Antikörpern in Gang zu setzen — siehe Abb. 7 u. 8 (SCHLUEDERBERG [238]).

Nach einem Kontakt mit vermehrungsfähigen Masernviren, ob anläßlich einer Infektion oder Lebendvirusimpfung, würde also eine Vermehrung der 7 S-Antikörper eintreten.

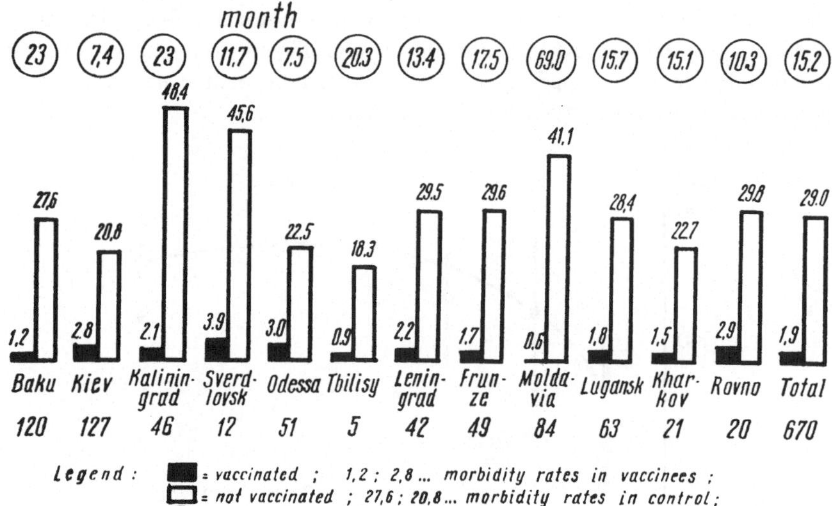

Abb. 7

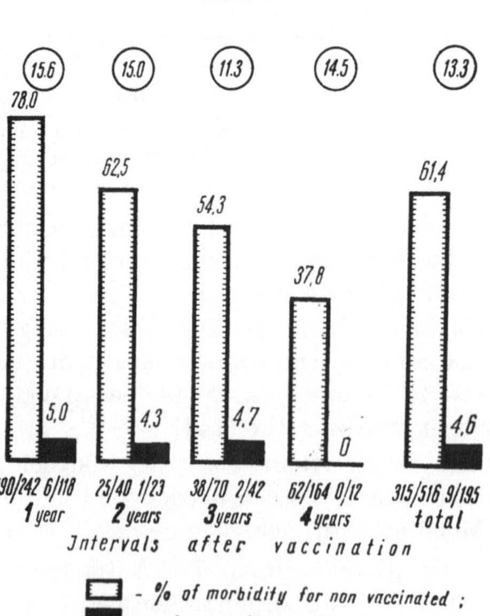

Abb. 8

Die durch die Impfung erzeugte Schutzwirkung zeigt sich relativ schnell. Wenn Kinder mit einem Lebendvirus-Impfstoff immunisiert werden und fast gleichzeitig eine Masernexposition vorhanden ist, resultiert daraus ein signifikanter Schutz (FULGINITI [84]). Zwei Tage nach dem Auftreten von Masern wurden Kinder, die noch keine Masern gehabt hatten, geimpft. Diese Kinder hatten 8 Tage danach milde Impfreaktionen (GRASSET u. a. [95]). Da die ersten Symptome bei Masern 10 bis 11 Tage nach der Infektion merkbar werden, nach Impfen mit dem Impfstoff aus abgeschwächten Masernviren aber bereits am 6. und 8. Tag Fieber auftritt, sollte die Impfung also geeignet sein, die Masern zu unterdrücken.

2.3. Epidemiologisch-sozialhygienische Auswirkung

Die sozialhygienische Wirkung der Masernschutzimpfung, die epidemiologisch faßbar wird, ist von SMORODINTSEV u. a. [250] auf Grund der Erfahrungen in Feldversuchen mit etwa 500 000 Kindern im Alter von 1 bis 8 Jahren dargelegt. Die Kinder waren 1 bis 24 Monate nach der Impfung mit dem attenuierten Masernvirusstamm Leningrad 4 in den Kinderheimen und Kindergärten den Masern ausgesetzt. Bei den Ungeimpften waren ein- bis zwei- bis elfmal mehr Masernfälle festzustellen. Die Resultate werden als besonders überzeugend angesehen, da die nichtgeimpften Kinder unter 4 Jahren 3 ml Gammaglobulin in den ersten 4 Tagen nach der Masernexposition erhalten hatten, während alle geimpften Kontaktkinder ohne Gammaglobulin blieben. In Leningrad soll 3 bis 4 Jahre nach der Impfung ein zehn- bis zwanzigfacher Abfall der Masernbefallsrate unter den Geimpften zu konstatieren sein. Eine einzige Injektion hatte zum Impfschutz noch nach 3 bis 4 Jahren genügt. In einigen Gebieten beobachtete man sogar einen fünfzehnfachen Abfall der Masernmorbidität unter den geimpften Kindern, das bedeutet also eine wesentliche Änderung der epidemiologischen Situation. Diese Änderung trat in Gebieten auf, wo mehr als 40 % der ein- bis achtjährigen Kinder geimpft worden waren — siehe Abb. 9 u. 10 (SMORODINTSEV u. a. [250]).

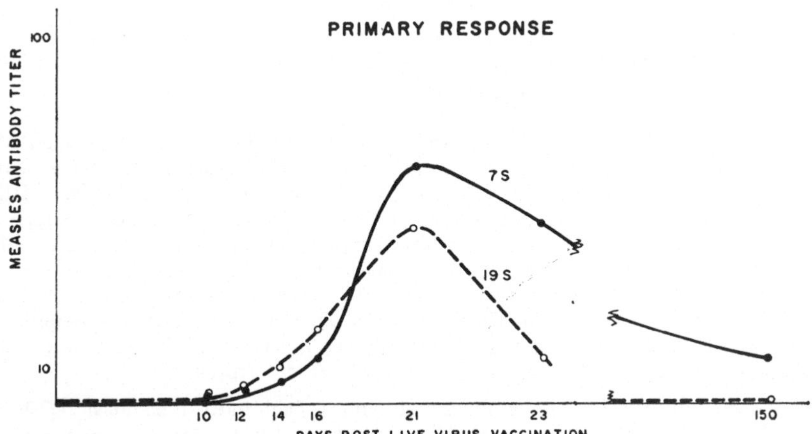

Abb. 9. Data on measles morbidity among 12,895 vaccinated and 17,176 unvaccinated children in 670 nurseries and kindergartens in which outbreaks occurred one month and more after vaccination.

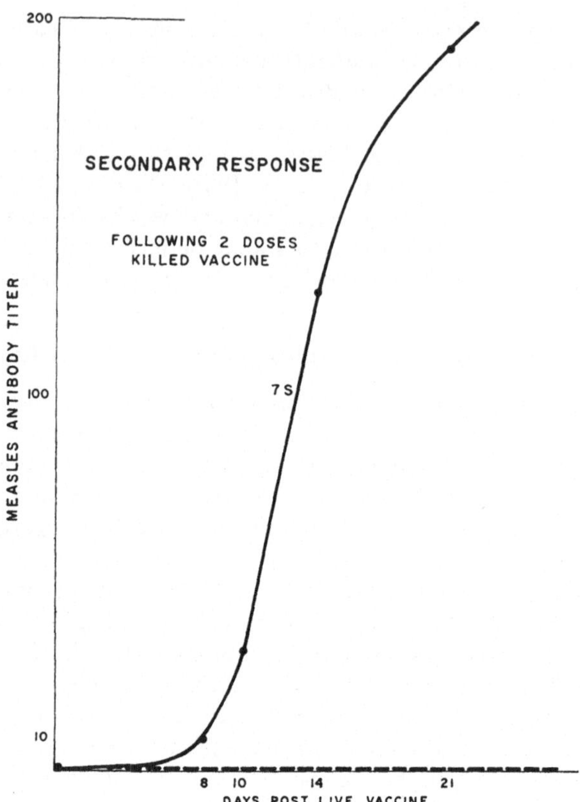

Abb. 10. Duration of immunity according to data on measles morbidity among children vaccinated 1—4 years earlier.

Nach einer „Masern-Ausrottungs-Campagne", die am 23. 1. 1966 (End Measles Sunday) in Rhode Island begann [31] traten im Laufe des Jahres 1966 auf dieser Insel 75 Masernfälle auf, während 1965 3973 Kinder an Masern erkrankt waren. Dies wird als ein epidemiologischer Erfolg der Impfung von 35 000 Kindern im Alter von 1—12 Jahren angesehen.

Die Aktion in Rhode Island ist ein Musterbeispiel für die Organisation einer Massenimpfung, die nach Feststellung der Indikation und des Umfanges des Unternehmens, nach Vorbereitung mittels moderner Aufklärung der Bevölkerung, mit kollegialer Hilfe der praktizierenden Ärzte, die die Impfung vornahmen, mit Schwestern und Helfern (insgesamt 2000 Freiwillige, die haftpflichtversichert waren) durchgeführt wurde. Nur mit einer Einmalimpfung mit dem Masernimpfstoff nach A. J. F. Schwarz konnte die Durchimmunisierung von 67 % der aufgerufenen, d. h. der geschätzt empfänglichen Impflinge erfolgen. Vor allem dort, wo die Kliniken nicht günstig lagen, war die Beteiligung am niedrigsten (Jet-Injektoren in den Kliniken sparten Schwestern; diesen konnte dann die Aufgabe zufallen, die Kinder auf Kontraindikationen zu prüfen).

Neben allen üblichen Utensilien in ausreichender Zahl hatte man auch passende Abzeichen für die Geimpften vorbereitet (rot gepunktete Zuckerfähnchen, aneinandergelegt 7 Meilen lang, und Metallabzeichen). Jeder erhielt eine Registrierkarte mit den notwendigen Angaben. Impfzwischenfälle gab es nicht, eine entsprechende Befragungsaktion bei Eltern und Ärzten brachte keine wesentlichen Angaben.

Bei den Massenimpfungen in Obervolta/Afrika (MEYER [170]) wurden in den Jahren 1962/63 731 000 Kinder mit einem Edmonston-B-Lebendvirusimpfstoff mit Impfpistole ohne gleichzeitige Gammaglobulingabe geimpft; da die Masern dort meldepflichtig sind, ist der Erfolg an den Meldungen abzulesen: 1963/64 erkrankten 5701 Personen, davon starben 166 an Masern, unter den Geimpften erkrankten 133 an Masern, niemand starb. Der relative Saisongipfel verschwand nach der Massenimpfung 1962/63, doch stellte er sich 1963/64 wieder ein.

Ausgezeichnete Erfolge hatten die Impfaktionen in Chile (GROB [101]), s. Tab. 12. Dort besteht nach Angaben der Autoren eine hohe Masernletalität, die durch die Verabreichung von Masernlebendvirusimpfstoff sehr stark eingeschränkt werden konnte.

Tabelle 12. *Masernfälle und Letalität bei 2000 geimpften Kindern im Vergleich zu einer Kontrollgruppe während einer zehnmonatigen Beobachtungszeit 1963/64 in Santiago de Chile*

	Anzahl	Masernfälle in 10 Monaten	Todesfälle	Letalität
Geimpfte Kinder	2000	7 = 0,35 %	0	0
Ungeimpfte Kinder	2000	464 = 23 %	25	5,3

Statistische Angaben über das Vorkommen von Masern in den USA [184] und der Trend der epidemiologischen Entwicklung zeigen eindeutig die Auswirkung der prophylaktischen Impfungen.

Seit Einführung der Masernimpfstoffe sollen bis Ende 1967 28 Millionen Dosen Masernvirusimpfstoff abgegeben worden sein. Wenn die Masernfälle weiter wie bisher reduziert werden (z. B. 1967 auf 13 % der Fälle von 1966 in den ersten 9 Monaten), erwartet man (DULL u. a. [60]) eine Reduktion der Masernfälle auf 5 % verglichen mit der Zahl vor der prophylaktischen Impfung.

2.4. Begleiterscheinungen

Masernimpfstoffe müssen verträglich und unschädlich sein. Der Erfolg einer Impfung gegen Masern, d. h. der Schutz vor Komplikationen, kann nicht mit Impfreaktionen erkauft werden, die dem Krankheitsbild der Masern gleich sind oder ähneln. Aus den Mitteilungen über die Erprobung verschiedener Masernimpfstoffe aus attenuierten Viren geht hervor, wie übereilt anfangs Impfstoffe eingeführt wurden, die gut immunisierten, aber in einem hohen Prozentsatz Masern — man beschreibt ein masernähnliches Exanthem, Fieber und Konvulsionen — hervorrufen. Die Entwicklung der Masernimpfstoffe tendiert zu einer weitgehend stabilen Abschwächung der Virulenz der Impfvirusstämme, nur darf dabei die Immunogenität der Viren nicht leiden.

Diese nach der Impfung auftretenden Reaktionen werden mit der Auswirkung des Antigens und dessen Vermehrung direkt in kausalen Zusammenhang gebracht (Begleitreaktionen), wenn sie sich innerhalb von 10 Tagen nach der Impfung mit Lebendvirusimpfstoff zeigen [161]; sie sind typisch für die Impfung bei Kindern ohne vorherigen Kontakt mit Masernantigen [161].

Die Stärke der Impfreaktionen ist abhängig von den Eigenschaften des Impfvirus, von der Zusammensetzung des Impfstoffes, von der Art der Darreichung, von der Impfstoffcharge, von der Immunitätslage des Impflings (s. auch Haas u. a. [105], [161], Zhdanov u. a. [286]).

Jeder Impfstoffstamm ist auf die von ihm verursachten Impfreaktionen, wie Fieber, Exanthem, katarrhalische Symptome, Intoxikation und dgl. zu untersuchen (Fadeeva u. a. [78]), denn die Unterschiede in der Auswirkung der attenuierten Stämme sind erheblich. So verursacht der Ursprungsstamm Edmonston B in 92 % Reaktionen: in 20 % schwere Intoxikationen, in 24 % Temperaturen über 38,5°, in 42 % Exantheme und in 42 % katarrhalische Erscheinungen.

Ihm gegenüber steht [78] ein UdSSR/58 + Edmonston-Impfstoff mit 21 % Reaktionen: 2,5 % mit mäßigen Intoxikationen, 2,8 % Fieber über 38,5° C, 2,1 % Exanthem und 24 % mit katarrhalischen Erscheinungen.

Grasset u. a. [95] berichten von Fieber in 59 % mit Temperaturen über 37,8° C, bei 18 % mit Temperaturen über 39,5°, die betreffenden Kinder besaßen vor der Impfung mit Edmonston-B-Impfstoff keine Antikörper.

Hendrickse [114] verglich die Ergebnisse in der Auswirkung von 4 verschiedenen Impfstoffen (Enders + Gammaglobulin, Schwarz, Beckenham 20/II, Beckenham 20) und Placebo bei Kindern im Alter von 11,8 bis 13,4 Monaten. Die geringsten Erscheinungen waren nach Enders-Impfstoff + Gammaglobulin bei gleichzeitig guter Antikörperbildung (94 %) festzustellen. Von den drei anderen Impfstoffen war der Schwarz-Impfstoff der verträglichere und wirksamere (Fieber 100° F) und Exanthem in 17 %, Antikörperanstieg in 95 %, doch sind es nur graduelle und keine extremen Unterschiede zwischen den Impfstoffen. — Mit einem Impfstoff aus attenuierten Masernviren (Stamm Schwarz) wurden 14 000 Kinder ohne Masernanamnese und ohne zusätzliche Gabe von Gammaglobulin geimpft. Der Impfstoff zeigte sich als hoch immunogen, ohne daß auffallende Reaktionen auftraten. Die 5 verschiedenen Impfstoffchargen verhielten sich gleich. Darauf wird besonders hingewiesen [289].

Baroyan [16] verglich die Impfreaktionen nach Impfungen mit 7 Impfstoffen und demonstriert die Entwicklung von einer Reaktionshäufigkeit von insgesamt 86,7 %, von Fieberreaktionen in 77,7 %, Exanthem in 28,0 % zu harmloseren Impfstoffen mit einer Reaktionsfähigkeit von insgesamt 6,7 %, von Fieberreaktionen in 14,0 % oder 0 %, Exanthem in 0,9 oder 0 %. Die Häufigkeit und Schwere der Reaktionen kann von Charge zu Charge derselben Impfstoffart verschieden sein (Ristori u. a. [228]), 10 bis 12 % der Kinder kamen zur ärztlichen Konsultation, man beobachtete 26 Konvulsionen, Temperaturen über 39,5°, doch gaben die Symptome nur selten Grund zu Klagen. Auch Okuno u. a. [208] stellten fest, daß nur eine geringe Zahl der geimpften Kinder Reaktionen zeigten, die die Eltern veranlaßten, zum Arzt zu gehen.

Rey u. a. [227] beobachteten nach der Impfung von Kindern im Alter von 6 Mon. bis 5 Jahre Fieber zwischen dem 7. und 8. Tag, auch 14. Tag; am 9. und 10. Tag waren die mittleren Temperaturen 38,5° und 38,4°, bei 9 % der Kinder 38°, bei 40 % 39,5° (Durchschnittsmaximum 39,2°). Nach Watson [275] ist das Fieber häufiger und in der Temperatur höher, je jünger das geimpfte Kind ist.

Grob [101] zeigt (Tab. 13) die Begleitreaktionen (s. a. Cockburn [49]) bei Impfungen mit Lebendvirusimpfstoffen in verschiedenen Kombinationen.

Die Bedeutung der verschiedenen Darreichungsformen der Lebendvirusimpfstoffe für die Antikörperbildung und für die Begleiterscheinungen ist aus Tab. 14 (Grob [101]) zu ersehen.

Tabelle 13. *Immunologische Wirksamkeit und Nebenerscheinungen bei verschiedenen Impfmethoden**

	Antikörper-bildung (% der Fälle)	Fieber				Exanthem			
		Auftreten (Tage nach Impfung)	Dauer	Höhe	% der Fälle	Auftreten (Tage nach Impfung)	Dauer	Stärke	% der Fälle
L	97,5 92–98	7,8 5–12	2,8 1–6	in 20 % 39,5°	70 40–90	10,8 7–15	2,3 1–6	mild mild bis generalisiert	48 27–81
L abgeschwächt (n. Schwarz)	98 90–100	7 6–8	2 1–3	selten bis 39,5°	10 2–17–30	12 9–13	3,2 2–6	mild mild	10 2–30
L + GG	97 80–98	11 7–12	2 1–3	in 20 % bis 39°	25 10–40	13 11–15	2 1–4	mild mild	5 3–10
KKK –	95 40–100	wie bei Kontrolle				wie bei Kontrolle			
KKL	bis 100 98–100	wie bei Kontrolle				wie bei Kontrolle			
Kontrolle	0	1–15	1–5	37–41	5–10	1–10	1–5		–2

* L = Lebendvakzine ("live")
GG = γ-Globulin
K = inaktivierte Vakzine ("killed")

nicht unterstrichen = Durchschnittswerte
unterstrichen = Streuung

Die Befunde nach subkutanen Impfungen (Karelitz u. a. [137]) und Inhalationsimpfungen bestätigen Okuno u. a. [207, 208]. Auch bei Erwachsenen traten nach verschiedenen Impfstoffgaben Fieber und Exanthem auf (s. auch [183], [289]). Klinische Hauptsymptome bei den Erwachsenen waren Myalgie und Schmerzen beim Bewegen der Augen. Es traten geringe Erscheinungen am Respirationstrakt auf, die Zeitabstände bis zu den Reaktionen von der Impfung an gerechnet nahmen mit steigendem Alter zu (Gudnadottir u. a. [102]). Dabei kann die Höhe und die Dauer des Fiebers durch einen schlechten Ernährungszustand begünstigt werden (Milovanović [175]).

2.5. Masernähnliches Exanthem

Das masernähnliche Exanthem trat sowohl bei Kindern der seronegativen als auch der seropositiven Gruppe auf (Zhdanov u. a. [286], Grasset u. a. [95]). Nach Fadeeva u. a. [78] ist die Häufigkeit des Exanthems nach Edmonston-B-Impfstoff bei 42 %, nach UdSSR/58 + L 4-Impfstoff bei 0 % zu beobachten. Baroyan [16] gibt die Häufigkeit der Exantheme mit 0,9 bis 28 % je nach Wahl des Impfstoffes an, siehe auch Karelitz [137]. Trotz der Schwierigkeiten, auf der dunklen Haut der Negerkinder das Exanthem wahrzunehmen, wurden regelrechte Masern-Exantheme am 12. bis 14. Tag nach der Impfung wahrgenommen (Rey u. a. [227]).

Außer Fieber und Exanthem wurden als Begleitreaktionen beschrieben (nach Boué u. a. [30] 5—15 Tage nach der Impfung):

Leichte Konjunktivitis, Koplik'sche Flecken und Enanthem, Symptome am Respirationstrakt (Syrucek u. a. [256], [161]), wie Rhinitis (Zhdanov u. a. [286]), Symptome am Darmtrakt (Boué u. a. [30]). Boué nennt 14mal Symptome am Respirationstrakt, Rhinopharyngitis, Angina, Husten, Otitis media, einmal trat eine schwere Otitis auf; 14 Geimpfte hatten Darmtraktsymptome wie Durchfall, Erbrechen, Übelkeit, Appetitlosigkeit. Rey u. a. [227] beschrieben Bronchopneumonien, eine davon gleichzeitig mit doppelseitiger Otitis media (aber auch in der Kontrollgruppe hatte 1 Kind eine Pneumonie). Bei 4 % der Kinder traten Konvulsionen auf, die auf das Fieber zurückgeführt werden (Grasset u. a. [95]). Grasset gibt an, daß die Reaktionen allgemein gering waren; bei 22 000 geimpften Kindern wurden 333 Kinder in der Klinik mit Symptomen, die masernähnlich

Tabelle 14. *Beziehungen zwischen Impfroute, immunologischer Wirksamkeit und Nebenerscheinungen*

Route	Stärke Menge ($TCID_{50}$)	Fieber				Exanthem			Antikörperbildung (%)
		Auftreten (Tage nach Impfung)	Dauer	Höhe	%	Auftreten (Tage nach Impfung)	Dauer	%	
Subkutan	50	7	4	39°	80	12	3	bis 40	bis 100
Oral	6000	7	2,5	39°	bis 10			0	0
Conjunctival	6000	wie Kontrolle						0	0
Nasal (Watte)	5000	7	3	39°	35	12	3	18	35
Aerosol	keine Angabe	7	4,7	39°	80	keine Angabe			98

waren, aufgenommen; 4 Kinder hatten Fieber-Konvulsionen. Bei dystrophischen Kindern war man nicht verwundert, Reaktionen nach der Impfung zu erleben (Halonen u. a. [108]).

In den USA wurden unter mehr als $4^1/_2$ Millionen Geimpften weniger als 1 : 375 000 fieberhafte Erkrankungen beobachtet, Kontrollen mit Placebo sind bei derartigen Erhebungen unerläßlich (Katz [141]).

Respirationstraktsymptome (auch die Koplik'schen Flecke treten ab und zu auf) wurden in 2,3 bis 23,5 % nach Impfungen mit allen geprüften Impfstoffen festgestellt (Milovanović [175]). Konjunktivitis und Durchfälle scheinen sogar charakteristische Impfreaktionen zu sein [175].

Durch das Fieber, welches symptomatisch für das Angehen des Impfstammes zu sein scheint, können Konvulsionen ausgelöst werden (vgl. IV. 2.8.). Das Exanthem könnte nach Milovanović [175] als eine Hyperreaktivität gelten, so wird von ihm die Enzephalitis als eine Hyperreaktivität des Zentralnervensystems gegen das Masernvirus angesehen (vgl. IV. 2.8.).

Da Impfviren pathogene Viren mit herabgesetzter Virulenz sind, werden unter besonderen Umständen auch einmal klinische Masern als Impfkrankheit auftreten können. Haas u. a. [106] stellten in der Nachimpfperiode im Nasenabstrich der Kinder mit deutlichem Antikörperanstieg Riesenzellen und Chromosomenbrüche der Leukozyten, also Symptome der Masern, fest.

2.6. Nebenerscheinungen und Komplikationen bei Schwangeren

Bei Impfungen ist zu fragen, ob Nebenerscheinungen und Komplikationen bei Schwangeren auftreten können und ob die Leibesfrucht dabei mitbetroffen ist. Der Verdacht, daß eine Gefahr bei geimpften Frauen besteht, würde dann besonders begründet sein, wenn bei masernkranken Schwangeren Embryopathien bekannt sind. Dyer [61] berichtet über 24 Fälle von Masern als Komplikation bei Schwangeren, deren Schwangerschaft verschieden lange bestand. Das Alter der Frauen lag zwischen 14 und 42 Jahren. Uteruskontraktionen traten in 11 Fällen auf, davon in 9 Fällen mit dem Ergebnis einer Früh- oder Fehlgeburt (37,5 %), besonders bei Erkrankung nahe dem Geburtstermin. Das Leben der Mutter war in keinem Falle gefährdet. Dreimal traten Komplikationen ein: Bronchitis, doppelseitige Otitis, Anaemie. Drei Kinder bekamen Masern zur Zeit der Geburt bis 2 Tage danach. Packer [210] berichtet über den Einfluß der Masern auf das ungeborene Kind. In einer Literaturübersicht stellt er 6 Fälle von Mißbildungen der Kinder nach Masern in der Frühschwangerschaft zusammen. Die eigenen Beobachtungen des Autors beziehen sich auf 11 000 Masernfälle in Südaustralien, unter denen 18 Fälle als Schwangerschaftskomplikationen auftraten. Zwei davon kamen in der Frühzeit (Organogenese) vor und führten ebenfalls zu Mißbildungen. Die Mütter überlebten alle. Zwölf Kinder waren unauffällig. Die restlichen 4 Schwangerschaften endeten vorzeitig.

Die Erfahrungen bei Impfungen von Schwangeren sind noch gering. Gudnadottir u. a. [102] berichten von sieben Schwangeren im Alter von 18 bis 34 Jahren, die im 2.–8. Schwangerschaftsmonat geimpft wurden, dabei waren die Reaktionen darauf nicht schwerer als bei nicht schwangeren Frauen.

Der Council of Environmental and Public Health USA [51] sieht eine Schwangerschaft nicht als Kontraindikation gegen die Verwendung eines Lebendvirusimpfstoffes an. Bonin [29] stellt fest, daß, wenn auch bisher keine Mitteilungen über Fruchtschäden vorliegen, die amerikanischen Behörden raten, auch mit der Lebendimpfung in der Schwangerschaft vorsichtig zu sein.

Als ein Resümee der in Beispielen gegebenen Aussagen über die Verträglichkeit der Impfungen mit abgeschwächten Masernviren kann festgestellt werden, daß der ideale Impfstoff noch nicht existiert, denn ein noch stärker attenuierter Impfstamm selbst als der Schwarz-Impfstamm mit geringeren klinischen Reaktionen (Rey u. a. [227]) bei guter Immunogenität wäre wünschenswert. Auch wenn nach Boué u. a. [30] die Ausbildung der Immunität nicht unmittelbar an das Auftreten von klinischen Zeichen einer Impfkrankheit gebunden sein sollte, so scheinen verträglichere Impfstoffe doch eine unerwünschte Einbuße der Wirksamkeit zu zeigen.

Masernähnliches Exanthem und Fieber auch mit Fieberkrämpfen haben als mögliche, von der Art des Masernimpfstoffes und von der Reaktionsbereitschaft des Geimpften abhängige Begleiterscheinungen zu gelten. Gewichtig und für die Beurteilung der Unschädlichkeit noch wesentlicher wird die Frage nach der Komplikationsrate sein.

2.7. Masernvirus und Chromosomenbrüche

Das Bekanntwerden von Chromosomenbrüchen nach Virusinfektionen (Nichols u. a. [188]) hat dazu beigetragen, Einflüsse von Viren auf die Erbträger näher zu untersuchen. Dabei hat sich gezeigt, daß nicht nur onkogene Viren zu Chromosomenstörungen Anlaß geben können, welche nicht von solchen durch Carcinogene bedingten zu unterscheiden sind, sondern auch andere Virusarten (Nichols [186], Nichols u. Levan [187], Nichols u. a. [189]). Die Bedeutung der Veränderungen ist bis heute nicht voll abzuschätzen. Sie tragen aber immerhin die Gefahr in sich, daß Zellmutanten nicht nur entstehen, sondern auch überleben und zur Tumorbildung führen. Diese Gefahr ist um so eher gegeben, als unter dem Einfluß der beteiligten Viren die Wiedervereinigung abgespaltener Chromosomenteile, für welche eine aktive DNS-Synthese erforderlich ist, gestört scheint. Zwischen verschiedenen Stämmen einer Virusart können grundlegende Unterschiede bestehen, so daß der eine Chromosomenschäden setzt, der andere nicht.

Unter den nicht-tumorbildenden Viren, welche Chromosomenbrüche verursachen, hat z. Z. das Masernvirus besondere Bedeutung. Die Befunde von Nichols u. a. [188] sind u. a. von Gripenberg [100] und Hennessen [120] bestätigt worden, während Harnden [109] keine signifikanten Unterschiede zu Kontrollgruppen finden konnte. Mauler und Hennessen [159] weisen Chromosomenbrüche bei Kaninchen nach, d. h. in einem Milieu, wo keine Virusvermehrung erfolgt; diese ist daher für den Prozeß nicht erforderlich.

Entscheidend wichtig ist nun die Klärung, ob Virusstämme, die für Lebendvirusimpfstoffe verwendet werden, ebenfalls zu Chromosomenbrüchen führen. Mauler und Hennessen [159] finden bei Kaninchen unter dem Einfluß des Wildstammes 1677 am 1. Tag nach der Impfung 23,7 % Brüche, bei zwei Linien des abgeschwächten Edmonston-Stammes 25,6 bzw. 14,3 % im Vergleich zu 1,7 % bei Kontrollen. Auch Nichols und Levan [187] bestätigen, daß der Edmonston-Stamm Chromosomenbrüche hervorruft, jedoch in geringerem Maße als bei der natürlichen Erkrankung. Sie stellen weiter fest, daß die Zahl der Anomalien sich noch verringert, wenn stärker abgeschwächte Impfstämme verwendet werden bzw. unter dem Schutz von Gammaglobulin immunisiert wird. Bei Vorliegen natürlicher Antikörper treten auch keine Chromosomenbrüche auf. Demgegenüber finden jedoch Vivell u. a. [266] in ihren Versuchsgruppen II und IV (Rubeovax-Lebendimpfstoff zusammen mit 0,02 ml/kg Gammaglobulin bzw. $^1/_{10}$ verdünnter Impfstoff adsorbiert an $Al[OH]_3$) 25 % Chromosomenbrüche gegenüber 2,4 % bei einer Kontrollgruppe.

Im Vergleich ist interessant, daß HARNDEN [109] bei 3 von 11 Personen, die mit dem Gelbfieberimpfstoffstamm 17 D immunisiert waren, ebenfalls Chromosomenbrüche fand.

Nicht beachtet wurde bisher die Frage, ob auch in den Kulturen, die zur Impfstoffherstellung verwendet werden, Änderungen der Chromosomen entstehen. Angaben über Chromosomensätze von Hühnerfibroblasten sind selten (BAYREUTHER u. a. [17], FECHHEIMER u. a. [80], KOECKE u. a. [144], MEYER u. a. [169], OHNO [204], PAKES u. a. [211], RAISBECK [224]); solche nach Masernvirusinfektion haben wir nicht gefunden. Die Beurteilung scheint besonders schwierig zu sein, da neben zahlreichen Mikro-Chromosomen nur wenige große Iso-Chromosomenpaare reproduzierbar dargestellt werden können (Abb. 11, 12). Die Chromosomenveränderungen in von Masernviren infizierten Zellen sind weiter zu beobachten, die Indikation zur Schutzimpfung ist z. Z. durch sie nicht eingeschränkt.

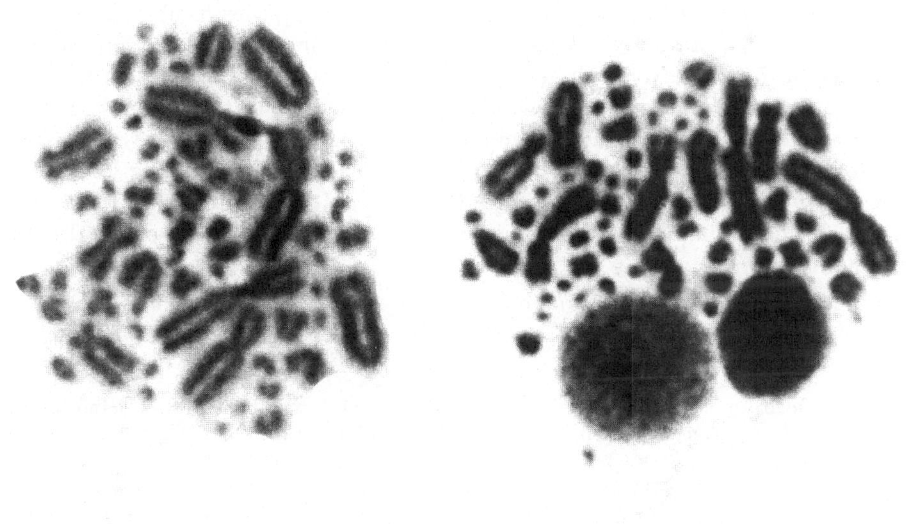

Abb. 11 Abb. 12

Abb. 11 und 12. Chromosomenbilder normaler Hühnerfibroblasten. Orceinfärbung (Vergrößerung: 1200mal) (Voss)

2.8 Nebenwirkungen

Da die Impfung zu einer Impfkrankheit mit Fieber und einem masernähnlichen Exanthem führen kann und damit die Verbreitung auch des abgeschwächten Masernvirus im Organismus angezeigt wird, sind Vorbedingungen gegeben, die auch nach den Erfahrungen mit anderen ähnlichen Impfstoffen in Einzelfällen zu heftigen Nebenwirkungen und auch Komplikationen führen können. Wie bereits ausgeführt (vgl. IV. 2.4.), ist die Verträglichkeit der Impfstoffe stark abhängig von dem noch verbliebenen Virulenzgrad der Impfstoffstämme; so traten erhebliche Nebenerscheinungen bei Geimpften in den ersten Feldversuchen (Edmonston-Stamm) häufiger auf als später (Schwarz-Stamm), und bei der Zusammenstellung der Beobachtungen über die Komplikationsrate ist diese Entwicklung einzukalkulieren. Den hier zitierten Angaben fehlt häufig die Signifikanz, doch müssen sie genannt und mindestens als Symptome gewertet werden. Bei SYRUCEK [256], BOUÉ [30] und in dem Report [161] sind als Komplikationen u. a. aufgeführt: Exantheme, Fieber mit Krämpfen, Konvulsionen, starkes Krankheitsgefühl, Appendizitis (eine Komplikation auch bei Masern).

Auf die Beobachtung von Fieberkrämpfen und neuralen Erscheinungen soll näher eingegangen werden.

Fieber nach der Impfung mit einem Lebendvirusimpfstoff kann bei Säuglingen und Kleinkindern das Risiko von Fieberkrämpfen mit sich bringen (vgl. IV. 2. 5. und RISTORI u. a. [228]). Die Aussage, ob eine Masernschutzimpfung Enzephalitis provozieren und ob die attenuierten Masernviren ebenso wie die Wildviren auch enzephalitogen sein können, wird erst bei Vorliegen eines umfangreichen Erfahrungsgutes möglich sein. TYLER (s. auch EHRENGUT [62]) beschreibt 38 Konvulsionen unter 67 Fällen von Masernenzephalitis. Die im Verlauf von Masern häufig zu beobachtenden Veränderungen des EEG wurden bei Kindern, selbst speziell anfälligen, in Heimen nicht oder nur selten beobachtet (ADAM u. a. [2]). Nach Masernschutzimpfung mit Lebendvirusimpfstoffen fanden auch GIBBS, GIBBS und ROSENTHAL [90] im Gegensatz zur natürlichen Masernerkrankung keine Veränderungen im EEG, und GIBBS und ROSENTHAL [91] stellten fest, daß eine Masernlebendvirusimpfung im Gegensatz zu den natürlichen Masern nicht zur Enzephalitis führt.

In Feldversuchen mit Masernlebendvirusimpfstoffen werden nur verhältnismäßig selten Fieberkrämpfe ("Convulsions") angegeben (COCKBURN, PEĆENKA u. SUNDARESAN u. a. [49]).

RISTORI, BOCCARDO, BORGONO u. MIRANDA [228] beobachteten unter 80 799 Impfungen zwei Enzephalitiden am 9. Tag p. inf. TRUMP und WHITE [262] berichteten über einen Fall von zerebellarer Ataxie, bei dem ein aetiologischer Zusammenhang mit einer Masernlebendvirusimpfung angenommen wird. KATZ [141] beobachtete zwei schwere Krankheitsfälle im zeitlichen Zusammenhang mit der Masernschutzimpfung: ein $4^1/_2$ Jahre alter Junge hatte 5 Tage nach der Impfung bei gleichzeitiger Gabe von Globulin eine akute Myoglobinurie, und ein 3 Jahre altes Mädchen hatte 16 Tage nach der Impfung eine haemolytische Anaemie, Thrombozytopenie, Nierenrindennekrose, was als Impfkomplikation gedeutet werden konnte. Weiterhin [141] wurden 4 Wochen nach der Impfung 12 fieberhafte Erkrankungen, 3 Exacerbationen von „atrophischem Ekzem“, 2 Fälle idiopathischer thrombozytopenischer Purpura und 3 Fälle von akuter zerebellarer Ataxie beobachtet; zwei von diesen Fällen waren hochverdächtig auf interkurrenten Mumps und Herpes simplex, 3 Patienten waren verdächtig auf postvakzinale Enzephalitis mehr als 3 Wochen nach der Impfung. COCKBURN [49] nennt zwei Fälle von Enzephalitis bei Geimpften, aber gleichzeitig erkrankten auch Nichtgeimpfte an Enzephalitis.

Zwei Personen, die gleichzeitig mit Gammaglobulin geimpft worden waren, entwickelten eine Paralyse nach der Impfung (RISTORI u. a. [228]). Es handelte sich um einen 44jährigen Mann mit einer Ptosis, oculomotorischen Paralyse und Diplopia 22 Tage nach der Impfung; der Patient erholte sich vollkommen. Der zweite Fall war ein 15jähriges Mädchen, welches zusammen mit 3 Geschwistern geimpft worden war. 15 Tage nach der Impfung trat geringes Fieber auf, dabei Paralyse und Sensibilitätsverlust in den Beinen. Die Reflexe waren abnorm, es bestand Nackensteife. Die Patientin erholte sich 6 Wochen danach vollkommen. Der Fall blieb unklar, eine Impfnachwirkung konnte nicht ausgeschlossen werden.

Dem Vorschlag von KATZ [141], der die Notwendigkeit der Aufklärung und Auswertung der Komplikationen betont und die Meldepflicht solcher Verdachtsfälle einer Komplikation verlangt, sollte gefolgt werden.

Für eine Impfung mit vermehrungsfähigen Viren besteht die Gefahr einer Verbreitung der Impfviren in die Umgebung, doch wohl vor allem, wenn die Impfung wie bei der Poliomyelitis per os erfolgt und die Ausscheidung der Impfviren mit den Faeces regelmäßig auftritt.

Im allgemeinen wird angenommen, daß die Abschwächung des Masernvirus so weit gediehen ist, daß die geimpfte Person keine Impfviren ausscheidet (Respirationstrakt) (ZHDANOV u. a. [286], GOFFE [92], ADAM u. a. [2, 3]).

COCKBURN [48] berichtet, daß bei Kindern der Umgebung von Geimpften keine klinischen Zeichen von abortiven Masern auftraten, auch war bei ihnen kein Anstieg der Antikörpertiter gegen Masernvirus zu beobachten. Auch MEYER u. a. [172] stellten fest, daß in der Umgebung der Geimpften kein Masernfall beobachtet werden konnte. Eine Kontagiosität des Impfvirus wird also praktisch verneint. Um so überraschender war die Feststellung von REY u. a. [227], daß nach Masernimpfung und nach dem Auftreten von Impfreaktionen bei den Geimpften eine umgrenzte Häufung von Masernfällen eintrat, die 7 empfängliche, nicht geimpfte Kinder betraf. Diese Kinder gehörten zu drei getrennt wohnenden Familien; die Reaktionen traten bei den Kindern im Laufe von 10 Tagen ein. Ein Kontakt mit Masernkranken war nicht gegeben, aber der Kontakt zu den Masern-Geimpften war offenkundig. Die Masern verliefen typisch, bis auf einen Fall nicht schwer. Die Umstände, auch die zeitlichen Verhältnisse, ließen den Verdacht einer Infektion mit Impfvirus mit einer ziemlichen Wahrscheinlichkeit aufkommen. Da es möglich ist, das Impfvirus aus dem Pharynx von Geimpften zu isolieren, ist die Kontagiosität der Impfviren nicht absolut zu verneinen. Auch hier sind weitere Beobachtungen zu sammeln.

REY u. a. [227] beschreiben einen Fall, der nach einem Impftermin auftrat: ein 1 Jahr altes Kind, welches nicht geimpft war, bekam Fieber, ein Exanthem und beiderseits Keratitis. Es wird angenommen, daß dieses Kind konjunktival oder nasopharyngeal durch einen durch die Impfpistole in die Luft verbreiteten Impfstoff „geimpft“ wurde, denn das Kind erlebte, im gleichen Raum sich aufhaltend, eine solche Impfung mit.

Über eine Provokation einer latenten Virusinfektion durch Masernschutzimpfung ist bisher keine Angabe im Schrifttum zu finden, es sei denn, daß gewisse Komplikationen (z. B. Enzephalitis) hypothetisch als provozierte virusbedingte Krankheiten angesehen werden.

2.9. Kombinationsimpfungen

Um die Durchführung der Impfungen zu erleichtern und das Impfprogramm zu vereinfachen, werden nicht nur Impfstoffe kombiniert sondern auch Impfungen gleichzeitig durchgeführt, dazu liegen bereits Beobachtungen über die Verträglichkeit und Wirksamkeit vor.

Kombiniert, d. h. gleichzeitig durchgeführt, wurden Impfungen mit vermehrungsfähigen abgeschwächten Viren gegen Masern, Pocken und auch gegen Gelb-

Tabelle 15. *Sero-conversion of susceptible children following live measles, smallpox, and yellow fever vaccines injected singly or in combination*

Type of vaccine	Children developing antibody against					
	Measles*		Smallpox		Yellow fever**	
	Nb. pos. Nb. tested	% pos.	Nb. pos. Nb. tested	% pos.	Nb. pos. Nb. tested	% pos.
Measles	65/67	97	—	—	—	—
Smallpox	—	—	67/67	100	—	—
Yellow fever	—	—	—	—	70/72	97
M – S	56/56	100	89/90	99	—	—
M–S–YF	61/62	98	80/80	100	69/81	85
Total	182/185	98,4	236/237	99,6	139/153	90,8

* Measles sero-conversion calculated on children 8 months of age or older.

** Yellow fever sero-conversion calculated by survival time method.

fieber (Budd [34], WHO Report [283], Meyer [171]). Diese Impfungen wurden gut vertragen, es traten keine Störungen der Immunisierung gegen die verschiedenen Antigene auf. Budd [34] berichtet von einer etwas herabgesetzten Konversionsrate gegen Masern (so auch Meyer [171]), auch Exantheme traten etwas häufiger auf; nach Meyer [171] führte eine Kombination mit der Pockenschutzimpfung und Gelbfieberimpfung zu einer erhöhten Zahl von Fieberreaktionen. Daher sollten Kombinationen von Impfungen mit Lebendvirusimpfstoffen nur dort durchgeführt werden, wo eine zwingende Notwendigkeit dafür besteht, weil jede Gelegen-

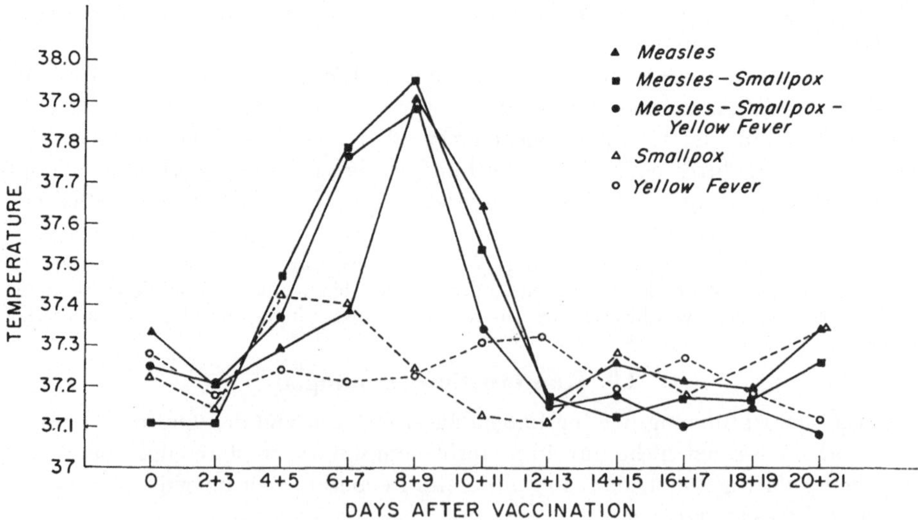

Abb. 13. Daily average temperatures for the five study groups. (Aus: Meyer [171])

heit zum Impfen voll ausgenutzt werden muß, wie es z. B. in den Entwicklungsländern, vor allem in den Tropen, der Fall ist.

Aus der Tabelle 15 (Meyer [171]) ist das oben geschilderte Ergebnis der Impfungen mit Lebendvirusimpfstoffen, die einzeln oder kombiniert verabreicht wurden, zu ersehen, es sind praktisch zu vernachlässigende Unterschiede (s. Abb. 13).

Petralli [219] und Merigan [167] machen die interessante Feststellung, daß, da nach einer Impfung auch mit Lebendvirusimpfstoff eine Interferonbildung eintritt und diese mit der Auswirkung anderer Lebendvirusimpfstoffe interferiert, derartige Impfungen nicht kombiniert werden sollten und vielmehr Intervalle zwischen den Impfungen anzuraten seien. Dies wird von Byrne [36] bestätigt.

Auch eine Kombination von Masernviruslebendimpfstoff und Mumpsviruslebendimpfstoff wurde versucht (Smorodintsev [250]). Der Schutzeffekt gegen beide Krankheiten soll im Experiment so gut gewesen sein, daß diese Kombination gegebenenfalls auszunutzen ist.

2.10 Abschwächung der Impfreaktionen durch Gammaglobulin

Um die Impfreaktionen zu mäßigen oder aufzuheben und damit auch Impfkomplikationen zu vermeiden, wird empfohlen, die Impfung mit Lebendvirusimpfstoff mit der Gabe von Gammaglobulin zu koppeln (s. auch Adam u. a. [2], Haas u. a. [106], Nagler u. a. [182]). Diese Maßnahme war vor allem bei der Anwendung des Impfstoffes aus dem Edmonston-Virusstamm notwendig.

Der Einfluß der Gammaglobulinbehandlung zeigt sich bei relativ virulenten Impfstoffviren am eindeutigsten (s. Tab. 16) (Baroyan [16]), s. auch Du Pan [212]; alle Erscheinungen wie Fieber, Exanthem, Husten, Pharyngitis, Konjunktivitis auch Leukopenie (Adam u. a. [2]) usw. werden durch Gammaglobulin herabgesetzt oder verzögert.

Grundsätzlich empfehlen Grasset u. a. [95] für den Schutz der Geimpften in einem Tuberkulose-Krankenhaus die Gabe von Gammaglobulin (0,25 bis 0,5 ml Gammaglobulin gleichzeitig mit der Impfung bei den Kleinkindern). In den USA (Krugman [146]) wird die Gammaglobulingabe für Kinder über 9 Monate alt als sehr günstig angesehen. Die

Tabelle 16. *Reactogenicity of Smorodintsev's vaccine without and with gamma globulin*

Symptoms	Immunologic responses (in %)		"Placebo"
	Without GG	With GG	
T 37.0–37.5° C	23.0	12.0	5.4
37.6–38.0° C	11.4	10.1	6.2
38.1–39.0° C	27.3	8.3	9.8
39.0 and higher	16.0	14.0	–
Total	77.7	44.4	21.4
Rash	20.5	5.5	1.5
Cough	77.3	33.2	27.3
Rhinitis	80.0	44.4	32.5
Congested throat	75.0	36.0	27.3
Conjunctivitis	40.0	33.2	12.5
Vomiting	32.0	–	–
Delirium	18.1		

Verwendung eines standardisierten Masern-Gamma-Immunglobins wird angeraten (Fulginiti [85]).

Doch besteht nach Schluederberg [238] die Gefahr, daß die Impfreaktionen durch die Gammaglobulingabe allzu stark abgeschwächt werden, so daß die Immunisierung darunter leidet.

Die Anwendung von Gammaglobulin in Kombination mit der Masernschutzimpfung wird in Zukunft nur noch unter besonderen Umständen bei Einzelimpfungen zu empfehlen sein. Bei Kindern mit Hirnschaden, einer Anamnese mit Fieberkonvulsionen und chronischen Debilitätszuständen, die keine vollständige Kontraindikation für die Impfung sind, wird Masern-Immunglobulin gleichzeitig mit dem Impfstoff gegeben.

2.11. Erfahrungen zur Indikation der Masernschutzimpfung

Für unsere Stellungnahme über den Nutzen und Schaden einer Masernschutzimpfung können wir uns der Erfahrungen in anderen Ländern bedienen, die in dem Report [183] zusammengestellt sind. Dort werden Vorbehalte gemacht und Zurückstellungen angeraten bei schweren fieberhaften Erkrankungen, bei akuter Tuberkulose — der Council on Environmental and Public Health [51] sieht aber eine Tuberkulose unter Behandlung nicht als Kontraindikation an —, nach Gammaglobulingabe (6 Wochen abwarten), bei Überempfindlichkeit gegen eine der Komponenten des Impfstoffs und bei kombinierten Impfungen aus vermehrungsfähigen Mikroorganismen. Weiterhin ist die Impfung kontraindiziert bei Leukämien, bei Resistenzstörungen, die mit Steroiden behandelt werden, nach Bestrahlungen, in der Schwangerschaft (letzteres obgleich nach dem WHO-Report [283] bisher keine foetalen Abnormitäten nach Impfung einer Schwangeren beobachtet wurden, doch muß hier besondere Vorsicht walten (vgl. IV.2.6.)). Byrne u. a. [36] nennen außer Behandlung mit Steroiden und alkylisierenden Stoffen oder Antimetaboliten, fieberhaften Erkrankungen und Tuberkulose auch Ei-Allergie oder eine Anamnese mit Konvulsionen in den letzten 5 Jahren als Kontraindikation. Nach Syrucek u. a. [256] sind Zurückstellungen zu empfehlen in der Rekonvaleszenz, nach Infektionskrankheiten oder während einer möglichen Inkubation, bei Rektaltemperaturen zweifelhafter Ätiologie über 37,8°, bei chronischen organischen Krankheiten, besonders des Respirationstraktes.

Über die Indikation zur Maserschutzimpfung mit Impfstoffen aus abgeschwächten vermehrungsfähigen Masernviren sind die Meinungen geteilt, was erklärlich ist, denn die Entscheidung über das Für und Wider fällt je nach den Umständen, die in dem betreffenden Lande und bei der betreffenden Bevölkerung in bezug auf die Epidemiologie der Masern und ihre Bedeutung für die Kindersterblichkeit (s. a. Enders-Ruckle [76]) herrschen.

Dort, wo die Masern wie in Kindergärten, Kinderheimen, Kindertagesstätten störend und unerwünscht sind, wird eine aktive Masernprophylaxe empfohlen (Du Pan [213]). Nader u. a. [181] empfehlen das Impfen von Kindern im Kindergarten und in den ersten Schulklassen, wenn es gilt, eine Epidemie zu verhindern. Es gelingt durch diese gezielte Impfung, die gefährdeten Kinder zu schützen und die gefährdenden auszuschalten, was relativ einfach in der Organisation ist und als besonders ökonomisch gilt.

Auf dem Symposion der Universitäts-Kinderklinik Würzburg 1966 forderte eine Reihe von Kinderärzten energisch die Durchführung der Masernschutzimpfung in großem Umfange, um eine wirksame Prophylaxe gegen die Masernenzephalitis zu betreiben. Diese Forderung blieb nicht unwidersprochen. Für die Bundesrepublik Deutschland ist über eine Indikation zur allgemeinen Masernschutzimpfung in anderer Weise zu diskutieren als in Ländern wie Nigeria und Chile, die hier beispielhaft genannt werden sollen.

In Nigeria (Hendrickse [115]) und in anderen tropischen Ländern liegt die Letalität der Masern bei 8–15 %. Diese hohe Sterblichkeit ist durch Unterernährung, Eiweißmangel, Malaria, Tuberkulose, Pertussis, Gastroenteritis, Pneumonie u. a. verursacht, dabei spielen auch sekundäre Bakterieninfektionen eine Rolle (Goffe [92]). Da die Ernährungs-Situation und die Situation der Hygiene nur allmählich gebessert werden kann, ist eine Masernschutzimpfung dringend indiziert (Hendrickse [114]). Wo die Masern ein Problem des öffentlichen Gesundheitsdienstes sind, ist die Impfung mit Lebendvirusimpfstoff die Methode der Wahl (Milovanović [175]), und der Grad der Begleitreaktionen dieser Impfung ist gegen die Schwere der natürlichen Masern (Cockburn [48, 49], Grob [101]) abzuwägen.

Wenn die Masern – wie in Chile – Ursache von 50 % der Todesfälle durch ansteckende Krankheit bei Kindern im Alter von 1–4 Jahren sind, ist die Masernschutzimpfung indiziert (Rey u. a. [227], Ristori u. a. [228]).

Tabelle 17. *Age distribution of deaths from measles – Chile 1963*

Age groups in years	Number of deaths	%
– 1	960	43.15
1 –	736	33.08
2 –	251	11.28
3 –	110	4.94
4 –	59	2.65
5 –	109	4.91
	2 225	100.01

Aus: Ristori [228]

Während in den Beispielen Nigeria und Chile die Indikation zur Massenimpfung als gegeben erscheint, wird in anderen Ländern und unter anderen Umständen die Individualprophylaxe zu empfehlen sein.

Eine solche Masernprophylaxe ist bei Kenntnis der Anamnese bei drohenden neurologischen Komplikationen der Masern angezeigt (Grob [101], [161], [183]). Die Masernschutzimpfung ist indiziert (183) bei Kindern mit chronischen Herzerkrankungen, cystischer Fibrose, bei chronischen Lungenprozessen und bei Anfälligkeit zu schweren Komplikationen bei Infektionskrankheiten (auch Grob [101]), dazu Asthma bronchiale, Herzvitien, bei Anginen (Grob [101]).

Da Masernausbrüche in Tuberkulose-Krankenhäusern auf den Kinderstationen besonders gefürchtet werden, denn Masern komplizieren die Tuberkulose der Kin-

Tabelle 18. *Relative importance of measles as a cause of death — Chile 1958–1963*

Year	Total number of deaths	Deaths from acute comm. diseases	Deaths from measles	Percentage of deaths from measles among total deaths	Percentage of deaths from measles among comm. diseases
1958	88,611	3,274	1,575	1.8	48.1
1959	93,292	3.140	1,147	1.2	36.5
1960	93,625	4,154	2,116	2.3	50.9
1961	91,551	3,916	1,822	2.0	46.5
1962	94,569	4,462	2,455	2.6	55.0
1963	95,100	4,190	2,225	2.3	53.2

Aus: Ristori [228]

der und Gammaglobulin ist allein nicht entscheidend wirksam, wird die Masernschutzimpfung dort gleichzeitig mit Gammaglobulin (0,25 oder 0,5 ml) sehr empfohlen (Grasset u. a. [95]); dieses Verfahren hat sich bewährt [95]. Wegen der Wichtigkeit des Interferierens einer Masernerkrankung oder einer Impfung mit Masernvirus mit der Immunitätssituation bei der Tuberkulose sei über die Masernanergie noch weiteres ausgeführt (Literatur s. bei Schubart [241]).

2.12. Masernanergie

Eine Masernanergie zeigt sich dadurch, daß zur Zeit des Exanthemausbruchs für 2–3 Tage die Tuberkulinreaktion negativ werden kann, ebenso die DICKsche Reaktion. Wenn man mit Pirquet [222] den Tag des Auftretens der ersten Masernflecken mit Null bezeichnet und die Tage davor mit negativen Vorzeichen, die Tage danach mit positiven markiert, so kann die anergische Depression schon am — 1-Tage beginnen. Ihren stärksten Grad erreicht sie am Tag + 4, am Tag + 9 hat sie wieder ausgeglichen. Dagegen ist um diese Zeit die Resistenz des Organismus gegenüber Sekundärinfektionen herabgesetzt, dies kann sogar zu einem zweiten Kranksein an Masern führen, ähnlich wie bei Scharlach. Über eine Unterdrückung der Tuberkulinreaktion nach Masernimpfung wird ebenfalls berichtet (Berkovich u. Starr [21], U.S. Dept. of Health [183]). Schubart [241] konnte den Einfluß von Masernantigen auf die Tuberkulinreaktion bei BCG-vorbehandelten Meerschweinchen nachweisen.

Durch Lungen- und Sputumuntersuchungen wurde darüber hinaus die Frage geklärt, ob Masern eine Tuberkulose aktivieren können. Gelegenheit hierzu gab die Beobachtung einer Bevölkerungsgruppe vor und nach einer Masernepidemie in Grönland, wo hinsichtlich der Masernmorbidiät und -letalität eine Sonderstellung besteht (Christensen [44]). Tuberkulöse hatten eine höhere Masernletalität, ein signifikantes Ansteigen neuer Tuberkulosefälle trat ein, bestehende Tuberkuloseherde zeigten eine Progression.

An anderen Erkrankungen, die durch Masern vorübergehend oder dauernd in ungünstigem Sinne beeinflußt werden können, werden Asthma (Kempe [142]) und Riesenzellpneumonien (Mitus [177]) genannt.

Für die Abschätzung der Indikation zu Masernschutzimpfungen sind die Ausführungen von Gard u. a. [88] zu dem Thema Indikation der Masernschutzimpfung mit Lebendvirusimpfstoff von besonderem Interesse. Danach sollten Lebendvirusimpfstoffe wenn irgend möglich vermieden werden und nur, wenn keine andere Wahl möglich ist, wie z. B. in tropischen Ländern, sollte man dort, wo die Masern ein dringliches Problem des öffentlichen Gesundheitsdienstes sind, die Bedenken zurückstellen. Für die meisten europäischen Länder aber läge nicht die entsprechende Dringlichkeit vor, gewisse — wenn auch hypothetische — Risiken in Kauf zu nehmen. Die Autoren [88] begründen ihre Zurückhaltung folgendermaßen:

Mit dem Impfstoff aus abgeschwächten Viren wurde ein autonomes Agens in den Organismus eingeführt. Danach setzte sich eine Reihe von Reaktionen und von Ereignissen in Gang, die nicht oder nicht vollständig unter Kontrolle abliefen. Gerade für das Masernvirus müßten wir annehmen, daß dieses zytopathogene Agens, einmal in den Organismus eingebracht, in Zellen integriert wird und gewisse Spuren hinterläßt. Die Gegenwart dieses Agens könnte zu der Alterung des Gewebes beitragen, und wir wissen nicht, wie sich die degenerative Erkrankung des Bindegewebes weiter fortsetzt. Durch die Impfung hat eine immunologische Sensibilisierung stattgefunden, ein autoimmuner, langsam intermittierender Prozeß ist in Gang gesetzt worden, der später klinisch manifest werden kann, wenn die Beziehungen zum Ursprung nicht mehr feststellbar sind.

Mit besonderer Aufmerksamkeit müßten die für die pathogene Wirkung des Masernvirus typischen Chromosomenbrüche und Chromosomen-Anomalien beachtet werden (vgl. IV. 2.7., Gard u. a. [88]), denn es könnte sich doch möglicherweise dabei um teratogene, tumorgene Eigenschaften handeln.

So empfiehlt Gard die Verwendung eines Impfstoffes aus inaktivierten Viren oder aus Masernvirushaemagglutinin; dieser Impfstoff kann bei einem exakt durchgeführten Impfplan zum Erfolg führen.

Über die Zukunft der Masern-Schutzimpfung befragt, äußert sich Wallgren [268] in einer zusammenfassenden Darstellung. Unter der Annahme, daß keine Veränderung der Infektiosität der Masernviren zu erwarten ist, wird die Zukunft der Masernschutzimpfung z. B. von der Veränderung der Krankheit, der weiteren Entwicklung der Impfstoffe und der Impfmethode und vom Menschen und seiner Empfänglichkeit und dem Erkrankungsrisiko abhängen.

V. Zusammenfassung und Schlußfolgerungen

A. Die Masernsituation in der Bundesrepublik Deutschland

1. Die Masern sind in den Ländern der gemäßigten Zone, so auch in Deutschland, eine meist mild verlaufende Kinderkrankheit. Der Kontagionsindex liegt über 90 %.

2. Bei etwa 1 % aller Masernkranken treten als *Komplikationen* Otitis media, Laryngo-Tracheo-Bronchitis, Pneumonie, Lymphadenitis colli auf. Diese Komplikationen heilen bei frühzeitiger Erkennung und Behandlung in kurzer Zeit folgenlos ab. *Zerebrale Komplikationen,* vor allem die parainfektiöse Masern-Enzephalitis, sind selten; ihre Häufigkeit wird auf 0,02 bis 0,2 % aller Masernerkrankungsfälle geschätzt. Bei einem Teil *dieser* Masernkomplikationen bleiben dauernde Folgezustände zurück; die Letalität liegt zwischen 20 und 30 %.

3. Verläßliche Angaben über die *Maserninzidenz* in der Bundesrepublik Deutschland liegen nicht vor, da hier nur eine Meldepflicht für Masern*todesfälle* (§ 3 Abs. 3 BSeuchG) und unter besonderen Voraussetzungen (§ 8 aaO.) besteht. Selbst die gemeldeten Todesfälle sind diagnostisch und kausal nicht immer eindeutig geklärt. Indessen läßt sich aus Befragungsaktionen an repräsentativen Kollektiven und Ergebnissen serologischer Untersuchungen schließen, daß etwa 80 % aller 10jährigen Kinder in der Bundesrepublik die Masern überstanden haben. Das Maximum der Erkrankungshäufigkeit liegt zwischen 3 und 5 Jahren.

4. Die *Mortalität* der Masern betrug 1965 in der Bundesrepublik Deutschland 0,45 auf 100 000 der Wohnbevölkerung von 0 bis 10 Jahren; sie ist seit langem rückläufig.

5. Die *Letalität* der Masern ist in Deutschland gering; sie ist im letzten Jahrzehnt stark abgesunken, beträgt im Jahresdurchschnitt 1,6—2,0 auf 10 000 Erkrankte, kann aber unter ungünstigen Umweltbedingungen jederzeit ansteigen. Bedeutsame Faktoren dieser Art sind auch konstitutionelle und dispositionelle Einflüsse, vor allem Begleitinfektionen. Tödlich verlaufende Krankheitsfälle werden fast ausschließlich im 1.—3. Lebensjahr beobachtet.

6. Das Überstehen der Masern hinterläßt in der Regel eine lebenslängliche *Immunität;* Zweiterkrankungen sind extrem selten.

7. Fast in allen Ländern der Welt treten jährlich Masernkrankheitsfälle — vereinzelt oder in Epidemien — auf. Das Masernvirus hält sich, soweit derzeit bekannt, nur in Passagen von Mensch zu Mensch. Virusausscheider und gesunde Virusträger sind nicht bekannt, doch werden die Infektketten offensichtlich niemals unterbrochen. Das Virus ist wenig resistent, es kann sich außerhalb des menschlichen Körpers nicht halten. Als Erregerreservoir kommen somit — per exclusionem — nur manifest an Masern Erkrankte in Betracht. Sogenannte Verdichtungswellen werden vorwiegend in Ballungsräumen beobachtet.

B. Das Masernvirus

1. Alle bisher isolierten Masernvirusstämme, deren biologischen Eigenschaften nur geringfügige Unterschiede aufweisen, gehören *einem* serologischen Typ an. Sie lassen sich in Zellkulturen züchten und rufen dort spindelförmiges Zellwachstum, Riesenzellbildung und einen zytopathischen Effekt hervor. Infolgedessen können Masernviren kulturell nachgewiesen werden. Masernviren können Erythrozyten bestimmter Tiere agglutinieren; sie besitzen hämolysierende und komplementbindende Eigenschaften. Diese lassen sich diagnostisch auswerten; technisch einfach ist der serologische Nachweis hämagglutinationshemmender Antikörper.

2. Die Differenzierung zwischen Masern-Wildvirusstämmen und Masern-Impfvirusstämmen ist möglich, bedarf jedoch noch des Ausbaues, damit die Zahl der unterscheidenden Kriterien erhöht werden kann.

3. Das Masernvirus besitzt eine geringe Widerstandsfähigkeit gegen chemische und physikalische Einflüsse.

C. Masern-Impfstoffe

1. Masern-Impfstoffe können aus inaktivierten Viren oder deren Bestandteilen oder vermehrungsfähigen abgeschwächten Viren hergestellt werden. Folgende Impfstoff-Varianten stehen zur Verfügung:

Impfstoffe aus

I. gereinigtem *Hämagglutinin* der Masernviren,

II. abgeschwächten *vermehrungsfähigen* Viren,

III. Kombinations-Impfstoffe mit einem Anteil aus inaktivierten Masernviren oder -Hämagglutinin.

Nach den Erfahrungen in Feldversuchen und bei Massenimpfungen bietet die Variante I trotz der geringen Immunisierungsfähigkeit eindeutige Vorteile; Hämagglutinin-Impfstoffe haben keine Allergenwirkung. Bei Verwendung von Lebendvirusimpfstoffen empfiehlt sich zur Blockierung der Impf-Masern eine Vorimpfung mit Impfstoffen der Variante I oder eine Vorbehandlung mit Gamma-Globulin. Dies schränkt die Brauchbarkeit der Lebendvirusimpfstoffe für Massenimpfungen stark ein.

2. Impfstoffe aus inaktivierten Masernviren und Masernvirus-Hämagglutinin können mit Diphtherie-Tetanus-Toxoiden, Poliomyelitis-Impfstoff, Keuchhusten-Impfstoff usw. kombiniert werden. Vorteile bieten *Kombinations-Impfstoffe* aus Toxoiden und/oder inaktivierten Bakterien einerseits und Masernvirus-Hämagglutinin andererseits.

3. Impfstoffe aus Masernvirusstämmen mit abgeschwächter Virulenz, z. B. der Schwarz-Impfstoff, bewirken schon nach einmaliger Verabfolgung einen vollen *Impfschutz,* der nach den bisherigen Erfahrungen etwa 5 Jahre lang anhält. Eine Vorbehandlung der Impflinge ist nicht anzuraten.

4. Erreger, die Antigene enthalten, welche dem des Masernvirus verwandt sind, aber keine Pathogenität für den Menschen besitzen, wie Staupeviren, sind für die Herstellung von Impfstoffen zur Masern-Prophylaxe unbrauchbar.

5. Impfstoffe aus Masernvirus-Hämagglutinin führen erst nach zweimaliger Verabfolgung zu einem ausreichenden Impfschutz.

6. *Die Übertragung des Impfvirus* von Mensch zu Mensch ist bisher nicht nachgewiesen worden.

D. Zur Frage der Massenimpfung

1. *Massenimpfungen gegen Masern sind in der Bundesrepublik Deutschland z. Z. nicht erforderlich.*

2. Dem Begriff der Massenimpfung immanent ist das Streben nach einem möglichst hohen *Durchimpfungsgrad* in der Impfbevölkerung. Eine „Ausmerzung“ der Masern ist jedoch kein erstrebenswertes Ziel. Der erforderliche Aufwand würde nicht in einem angemessenen Verhältnis zu der kleinen Zahl schwerwiegender Masernkomplikationen stehen, mit denen nach den bisherigen Erfahrungen in der deutschen Bevölkerung zu rechnen ist.

3. Die *Ausmerzung* würde — wenn sie tatsächlich gelänge — das natürliche Virusreservoir der Masern in der deutschen Bevölkerung zerstören; lückenhafte Impfaktionen würden die kollektive Abwehrlage gegen Masern schwächen. In beiden Fällen würde eine nicht überschaubare Änderung der Immunitätslage der Bevölkerung entstehen, die bei Einschleppung von Masern aus anderen Ländern unter Umständen erhebliche Gefahren mit sich bringen könnte.

4. Sollten bei Änderung der gegenwärtigen Lage Massenimpfungen gegen Masern in der Bundesrepublik Deutschland erwogen werden müssen, so ist folgendes zu beachten:

a) Der für solche Impfungen verwendete *Impfstoff* muß hohe Wirksamkeit und Verträglichkeit besitzen. Beide Bedingungen sind z. Z. noch nicht erfüllt, doch werden voraussichtlich in wenigen Jahren optimal wirksame Lebendvirusimpfstoffe verfügbar sein.

b) Die *Verträglichkeit* der z. Z. verfügbaren Impfstoffe kann *theoretisch* durch Vorbehandlung mit Gammaglobulin oder durch Vorimpfung mit einem Impfstoff aus inaktivierten Masernviren bzw. aus Haemagglutinin verbessert werden. Dieser Weg ist bei Massenimpfungen aber nicht gangbar.

c) Zwecks Ermittlung der Höhe des *kollektiven* Impfschutzes müssen vor und während Massenimpfungen sorgfältig geplante epidemiologische Erhebungen an repräsentativen Stichproben und entsprechenden Kontrollgruppen durchgeführt werden. Dabei ist zu berücksichtigen, daß der Antikörpertiter nicht immer der Belastbarkeit der Immunität entspricht.

d) Die Verfahren zur *Differenzierung* von Wildvirus- und Impfstoffvirusstämmen müssen weiter entwickelt werden, damit beim Auftreten von Gesundheitsstörungen nach der Impfung deren ursächlicher Zusammenhang mit dieser nachgewiesen oder ausgeschlossen werden kann.

e) Nach Massenimpfaktionen muß der *kollektive* Impfschutz der geimpften Bevölkerungsteile durch Impfung aller Nachgeborenen und durch ständige Wiederholungsimpfungen erhalten werden, solange Einschleppungen aus Gebieten, in denen Masern endemisch vorkommen, noch möglich sind.

f) Es bedarf der Prüfung, ob angesichts der Personalschwierigkeiten im öffentlichen Gesundheitsdienst Massenimpfaktionen gegen Masern zur *Dienstaufgabe der Gesundheitsämter* gemacht werden könnten. Krankenhausärzte und niedergelassene Ärzte als Impfärzte heranzuziehen, ist nur zweckdienlich, wenn eine Durchimpfung von mindestens 80 % der empfänglichen Personen erwartet werden kann.

E. Individualimpfung

1. Hinreichend kontrollierte und kontrollierbare Massenimpfungen gegen Masern sind demnach unter den derzeitigen Umständen in der Bundesrepublik weder erforderlich noch durchführbar. Demgegenüber ist unter bestimmten Voraussetzungen eine *individuelle Impfprophylaxe* gegen Masern zu empfehlen. Indiziert ist diese bei Kindern unter 10 Jahren, die

a) noch nicht an Masern erkrankt waren,

b) unter ungünstigen konstitutionellen und dispositionellen Einflüssen dem Infektionsrisiko ausgesetzt sind (z. B. Unterbringung in Gemeinschaftseinrichtungen) oder

c) wegen eines bereits bestehenden Leidens durch eine Masernerkrankung nicht noch mehr gefährdet werden dürfen.

Die Gefährdung soll dabei nicht nur an der Prognose quoad vitam, sondern auch am individuellen Komplikationsrisiko gemessen werden. Die Indikation zur individuellen Masernschutzimpfung soll dem wohlabgewogenen Urteil eines Arztes anheim gegeben werden. Dies ist keine Angelegenheit des öffentlichen Gesundheitsdienstes.

2. Falls eine *unbedingte Indikation* zur Masernprophylaxe bei exponierten Kindern innerhalb der ersten drei Lebensmonate gegeben erscheint, so soll diese nicht in einer aktiven Impfung, sondern in der Verabfolgung von Gammaglobulin (s. u.) — möglichst innerhalb der ersten 4 Tage nach der mutmaßlichen Infektion — bestehen.

3. Bei Personen, die noch *keine* Masern durchgemacht haben, was durch eine serologische Untersuchung belegt werden sollte, kann aufgrund einer nachweisbaren Exposition oder wegen des berechtigten Verdachts auf eine erhöhte Gefährdung durch Masern und deren Komplikationen die Verhütung der Krankheit und deren Komplikationen angezeigt oder erwünscht sein. Einer solchen passiven Individualprophylaxe kann die Verabfolgung von 0,2 ml Gammaglobulin pro kg Körpergewicht dienen. Eine Gammaglobulin-*Therapie* der Masern ist aussichtslos. Die Gammaglobulin-Prophylaxe ist eine individualärztliche Maßnahme, die auch auf kleine Kollektive (mehrere Kinder einer Familie, kleine Gruppen in Kinderheimen, Kinderstationen in Krankenanstalten usw.) erstreckt werden kann.

4. Eine *pränatale Immunisierung* erscheint indiziert, wenn eine Schwangere, die selbst die Masern überstanden hat und demzufolge als immunisiert anzusehen ist, in Gebiete ausreist, in denen die Masern wegen ungünstiger Umweltverhältnisse häufiger einen schweren Verlauf zeigen als in der Bundesrepublik Deutschland. In diesem Fall soll die *Schwangere* geimpft werden, um auf dem

Umweg über einen Booster-Effekt bei ihr selbst auch den Titer *der* Antikörper zu erhöhen, der diaplazentar auf die *Frucht* übertragen wird.

5. *Erwachsene,* die noch nicht an Masern erkrankt gewesen sind, sollen vor der Ausreise in die erwähnten Gebiete gegen Masern geimpft werden.

6. Die Masernschutzimpfung soll *möglichst frühzeitig* vorgenommen werden, jedoch nicht in den ersten drei Lebensmonaten, da in diesem Lebensalter diaplazentar übernommene Antikörper der Mutter die Immunisierung hemmen.

7. *Kontraindikationen* gegen die individuelle Masernschutzimpfung mit Hämagglutinin-Impfstoffen sind bisher nicht bekannt. Als allgemeine Kontraindikationen sind alle die Zustände anzusehen, die ein Hindernis für aktive Schutzimpfungen anderer Art bilden. Die Abstandsfristen gegenüber anderen Impfungen sind zu beachten.

8. Für Individualimpfungen sind Hämagglutinin-Impfstoffe besonders zu empfehlen.

VI. Literatur

[1] Ackermann, P. H., Black, F. L.: A radiobiological analogy between measles and temperate phages. Proc. nat. Acad. Sci., Wash. **47**, 213–220 (1961).

[2] Adam, E. E., Kubatova, M. Kratochvilova u. a.: Live measles vaccine prepared in dog kidney cells. II. Vaccination with live measles vaccine and current administration of gamma globulin. J. Hyg. Epidem. (Praha). **X**, 2, 219–230 (1966).

[3] —: III. Vaccination against measles with Czechoslovak live vaccine. J. Hyg. Epidem. (Praha). **X**, 2, 232–238 (1966).

[4] Adams, J. M.: Comparative study of canine distemper and a respiratory disease of man. Pediatrics **11**, 15–27 (1953).

[5] Adams, J. M., Imagawa, D. T.: Immunological relationship between measles and distemper viruses. Proc. Soc. exp. Biol. (N. Y.), Vol. 96, 240–244 (1957).

[6] —: The Relationship of Canine Distemper to Human Respiratory Disease. Pediat. Clin. N. Amer. **3**, 193 (1957).

[7] Adams, J. M., Imagawa, D. T., Chadwick, D. L., Gates, E. H., Siem, R. A.: Relationship of measles and distemper. Amer. J. Dis. Child. Vol. 95, 601–608 (1958).

[8] Adams, J. M., Imagawa, D. T., Wright, S. W., Tartan, G.: Measles immunization with live avian distemper virus. Virology **7**, 351–353 (1959).

[9] Anders, W.: Zur Epidemiologie und Prophylaxe der Masern (insbesondere bei Flüchtlingskindern in Berlin). Arch. Hyg. (Berl.) **141**, 281–296 (1957).

[10] Anderson, C. D., Atherton, J. G.: Effect of actinomycin D on measles virus growth and interferon production. Nature (Lond.) Bd. 203, 671 (1964).

[11] Arakawa, S., Kaneko, T.: A comparative study on antigenicity of live and inactivated measles vaccine. Jap. J. exp. Med. **36**, 37–47 (1966).

[12] Arakawa, S., Kaneko, T., Seki, T., Masuno, S., Iljima, T. u. a.: A Study of Diphtheria, Pertussis, Tetanus and Measles Combined Vaccine. Jap. J. exp. Med. **35**, 481–489 (1965).

[13] Armstrong, J. V.: Refresher course for general practioners "measles". Brit. med. J. Vol. I, 238 (1950).

[14] Askerov, V. F., Voroshilova, M. K.: Investigation of the Effect of Measles Infection and Vaccination with Live Measles Virus Vaccine upon the Status of Humoral Immunity to Poliomyelitis in Children. Vop. Virus. **5**, 42–47 (1968).

[15] Babbot, F. L. jr., Gordon, J. E.: Modern measles. Amer. J. med. Sci. Bd. 288, 334–361 (1954).

[16] Baroyan, O. V.: Study of the capacity to induce reactions and of the immunologic activity of different vaccines against measles. Arch. ges. Virusforsch. **16**, 527–531 (1965).

[17] Bayreuther, K., Thorell, B.: The chromosome constitution in the virus induced chicken erythroleukemia. Exp. Cell Res. **18**, 370–373 (1959).

[18] Bech, V.: Studies on the development of complement fixing antibodies in measles patients. Observations during a measles epidemic in Greenland. J. Immunol. **83**, 267–275 (1959).

[19] —: Relationship between complement fixing antibodies against measles virus and canine distemper virus. Acta path. microbiol. scand. **50**, 331—334 (1960).

[20] Berkovich, S., Schneck, L.: Ascending paralysis associated with measles. J. Pediat. (St. Louis) **64**, 88—93 (1964), ref. Kongr. Zbl. inn. Med. **26**, 129 (1964).

[21] Berkovich, S., Starr, S.: Use of live measles virus to abort an expected outbreak of measles within a closed population. New Engl. J. Med. Vol. 269, 75 (1963).

[22] Black, F. L.: Measles antibodies in the population of New Haven, Connecticut. J. Immunol. **83**, 74—82 (1959).

[23] Black, F. L., Rosen, L.: Pattern of measles antibodies in residents of Tahiti and their stability in the absence of re-exposure. J. Immunol. **88**, 725—731 (1962).

[24] Black, F. L., Yannet, H.: Inapparent measles after gamma globulin administration. J. amer. med. Ass. Vol. 173, 1183—1188 (1960), ref. Bull. Hyg., London **36**, 170 (1961).

[25] Blumberg, R. W., Cassady, H. A.: Effect of measles on the nephrotic syndrome. Amer. J. Dis. Child. Vol. 73, 151—166 (1947).

[26] La Bocetta, A. C., Tornay, A. S.: Measles encephalitis. Report of 61 cases. Amer. J. Dis. Child. Vol. 107, 247—255 (1964).

[27] Bonin, O.: Über die Immunisierung gegen Masern. Dtsch. med. Wschr. **88**, 992 bis 1000 (1963).

[28] —: Bericht über die Ergebnisse der Studienreise nach den USA und England zur Information über die Produktion, Prüfung und Anwendung von Masern-Lebendimpfstoffen 1964 (unveröffentlicht).

[29] —: Grundlagen der Masernschutzimpfung. Mschr. Kinderheilk. **113**, 150—155 (1965).

[30] Boué, A., Celers, J.: Vaccination contre la rougeole avec le vaccin vivant à virus atténué (Souche Schwarz). Arch. ges. Virusforsch. **16**, 279—283 (1965).

[31] Bowes, J.: Rhode Island's and Measles Campaign. Publ. Hlth Rep. (Wash.) **82**, 409 (1967).

[32] Brody, J. A., Alexander, E. R., Hanson, M. L.: Measles vaccine field trials in Alaska. III. Two-year-follow-up of inactivated vaccine followed by live, attenuated vaccine and of immune globulin with live, attenuated vaccine. J. amer. med. Ass. Vol. 196, 757—760 (1966).

[33] Brown, G. C.: Immunologic response of infants to combined inactivated measles-poliomyelitis vaccine. Arch. ges. Virusforsch. **16**, 353—357 (1965).

[34] Budd, M. A. u. a.: An evaluation of measles and smallpox vaccines simultaneously administered. Amer. Publ. Hlth Ass. 93rd Annual Meeting Chicago, Illinois, Oct. 18—22, 1965.

[35] Buynak, E. B., Peck, H. M., Creamer, A. A., Goldner, H., Hilleman, M. R.: Differentiation of virulent from avirulent measles strains. Amer. J. Dis. Child. Vol. 103, 460—473 (1962).

[36] Byrne, E. B., Rosenstein, B. J., Jaworski, A. A., Jaworski, R. A.: A statewide mass measles immunization program. J. amer. med. Ass. Vol. 199, 619—623 (1967).

[37] Cabasso, V. J., Avampato, J. E., Kiser, K. H., Stebbins, M. R.: Further evidence of immunologic dissimilarity of distemper and measles viruses. Proc. Soc. exp. Biol. (N. Y.) Vol. 104, 526—529 (1960).

[38] CALAFIORE, D. C., NADER, P. R., LEPOW, M. L., NANKERVIS, G. A., CASEY, H., WARREN, R. J.: Attenuated Measles Virus Vaccine Dosage Study, Cleveland, Ohio, 1961. Amer. J. Epid. Vol. 87, 247–253 (1968).

[39] CARLSTRÖM, G.: Appearance in children's sera of substances capable of neutralizing canine distemper virus. Acta Pediatrica **45**, 180–188 (1956).

[40] —: Comparative studies on measles and distemper virus in suckling mice. Arch. ges. Virusforsch. **8**, 527–538 (1958).

[41] —: Correlation between canine distemper and measles virus neutralizing capacities in human sera. Arch. ges. Virusforsch. **8**, 539–548 (1958).

[42] —: Relation of measles to other viruses. Amer. J. Dis. Child. Vol. 103, 287–291 (1962).

[43] CARTER, C. H., CONWAY, T. J., CORNFELD, D., IEZZONI, D. G., KEMPE, C. H., MOSCOVICI, C., RAUH, L. W., VIGNEC, A. J., WARREN, J.: Serologic response of children to inactivated measles vaccine. J. amer. med. Ass. Vol. 179, 848–853 (1962).

[44] CHRISTENSEN, P. E., SCHMIDT, H., JENSEN, O., BANG, H. O., ANDERSEN, V., JORDAL, B.: Eine Masernepidemie in Südgrönland. Masern auf jungfräulichem Boden. Acta med. scand. (Stockh.) 144, 313–322 (1953). Ref. Kongreßzbl. inn. Med. 146, 18 (1/2) (1953).

[45] CHUMAKOV, M. P., GRACHEV, V. P., DZAGUROV, S. G., MIRONOVA, L. L., RALPH, N. M., TYUFANOV, A. V.: Adaptation and Selection of a Highly Attenuated Variant of Measles Virus in Primary Kidney Cultures from Ceropithecus Athiops. Vop. Virus **4**, 405/406 (1967).

[46] CLARKE, M.: Response of children to measles vaccine in England. Arch. ges. Virusforsch. **16**, 351–352 (1965).

[47] COCKBURN, W. CH., HARRINGTON, J. A., ZEITLIN, R. A., MORRIS, D., CAMPS, F. E.: Homologous serum hepatitis and measles prophylaxis. Brit. med. J. Vol. 2, 6 (1951).

[48] COCKBURN, W. CH., PEĆENKA, J.: Measles vaccine studies sponsored by the WHO 1964. Arch. ges. Virusforsch. **16**, 257–259 (1965).

[49] COCKBURN, W. CH., PEĆENKA, J., SUNDARESAN, T. K.: The WHO supported comparative studies of attenuated live measles virus vaccines. Bull. Wld Hlth Org. Vol. 34, 223–231 (1966).

[50] Conference in Bethesda, 13. IX. 1967. Measles Virus and Subacute Sclerosing Panencephalitis. Science 159, 451–452 (1968).

[51] Council on Environmental and Public Health Measles immunization. J. amer. med. Ass. Vol. 198, 837–838 (1966).

[52] CUTCHINS, E. C.: A comparison of the hemagglutination-inhibition, neutralization and complement fixationtests in the essay of antibody to measles. J. Immunol. **88**, 788 (1962).

[53] DEGKWITZ, R.: Über Versuche mit Masernrekonvaleszentenserum. Z. Kinderheilk. **25**, 134–171 (1920).

[54] —: Über Masernschutzserum. Dtsch. med. Wschr. **48**, 26–27 (1922).

[55] —: Die Masernprophylaxe und ihre Technik. Berlin: Julius Springer 1923.

[56] DOMKE, H.-H.: Zur Epidemiologie und Letalität der Masern. Diss. Berlin 1958.

[57] DRESCHER, J., DAVENPORT, F. M., HENNESSY, A. V.: Photometric methods for the measurement of hemagglutinating virus and antibody. II. Further experience with antibody determinations and the description of a technique for analysis of virus mixtures. J. Immunol. **89**, 805 (1962).

[58] DRESCHER, J., GRÜTZNER, L.: γ-aluminium oxide as an adjuvant for inactivated poliovirus vaccines. Amer. J. Hyg. **75**, 147–157 (1962).

[59] Drescher, J., Hennessy, A. V., Davenport, F. M.: Photometric methods for the measurement of hemagglutinating virus and antibody. I. Further experience with a novel photometric method for measuring hemagglutinins. J. Immunol. **89**, 794 (1962).

[60] Dull, H. B., Witte, J. J.: Progress of Measles Eradication in the United States. Publ. Hlth Rep. (Wash.) **83**, 245–248 (1968).

[61] Dyer, I.: Measles complicating pregnancy. Sth. med. J. **33**, 601–604 (1940).

[62] Ehrengut, W.: Measles encephalitis: Age disposition and vaccination. Arch. ges. Virusforsch. **16**, 311–314 (1965).

[63] Enders, J. F.: A consideration of the mechanism of resistance to viral infections based on recent studies of the agents of measles and poliomyelitis. Trans. Coll. Physicians Philad. **28**, 68–79 (1960).

[64] Enders, J. F., Katz, S. L., Grogan, E.: Markers for Edmonston measles virus. Amer. J. Dis. Child. Vol. 103, 303–304 (1962).

[65] Enders, J. F., Katz, S. L., Milovanović, M. V., Holloway, A.: Studies on an attenuated measles virus vaccine. New Engl. J. Med. Vol. 263, 153–159 (1960).

[66] Enders, J. F., Peebles, C.: Propagation in tissue cultures of cytopathogenic agents from patients with measles. Proc. Soc. exp. Biol. (N. Y.) Vol. 86, 277–286 (1954).

[67] Enders, G., Mauler, R., Spiess, H., Hennessen, W.: Antibody Response of Infants to Quintuple Vaccines. Series immunobiol. Standard, **7**, 65–70 (Karger, Basel).

[68] Enders-Ruckle, G.: Studien mit Masernvirus. Behringwerk-Mitteilungen, Heft 34. 11–24 (1958).

[69] —: Comparative studies of monkey and human measles virus strains. Amer. J. Dis. Child. Vol. 103, 297 (1962).

[70] —: Untersuchungen zum Mechanismus der Masernimmunität. Zbl. Bakt., I. Abt. Orig. Bd. 191, 217 (1963/64).

[71] —: The value of the hemagglutination-inhibitation-test using the tween-ether-split HA-components of the measles virus. Symposium Rougeole Lyon (June 1964).

[72] —: Immunity resulting from measles. Seminar on Epidemiology and Prevention of Measles and Rubella. Paris (June 1964).

[73] —: Masern, in: Haas, R., Vivell, O.: Virus- und Rickettsieninfektionen des Menschen. S. 535, J. F. Lehmanns Verlag, München, 1965.

[74] Enders-Ruckle, G., Siegert, R., Baum, U.: Die Maserndurchseuchung der westdeutschen Bevölkerung. Dtsch. med. Wschr. **90**, 285–289 (1965).

[75] Enders-Ruckle, G., Spakler, C.: Methods of determining immunity, duration, and character of immunity resulting from measles. Arch. ges. Virusforsch. **16**, 182 bis 207 (1965).

[76] Enders-Ruckle, G., Spiess, H., Wolf, H.: Erste Ergebnisse mit einem Fünffachimpfstoff gegen Masern, Diphtherie, Pertussis, Tetanus, Poliomyelitis. Dtsch. med. Wschr. **91**, 575–580 (1966).

[77] Enikeeva, U. S., Khavkin, Y. A., Isupov, F. G., Khabirzianova, T. S.: Measles antibody content in immunglobulin fractions. IX. Int. Congr. Microbiol. Mosk. 1966, 574–575 (1966).

[78] Fadeeva, L. L., Zhdanov, V. M.: Data of the investigation on the effectiveness of active immunization against measles with various live vaccine and combinations thereof. Arch. ges. Virusforsch. **16**, 524–526 (1965).

[79] Falke, D.: Virusbedingte Tumoren. Dtsch. med. Wschr. **90**, 440–446 (1965).

[80] Fechheimer, N. S., and Jaffe, W. P.: Method for the display of avian chromosomes Nature (Lond.) **211**, 773–774 (1966).

[81] Feldman, H. A.: Immunization with inactivated measles virus vaccine. Arch. ges. Virusforsch. **16**, 329–330 (1965).

[82] Foege, W. H., Leland, O. S., Mollohan, C. S., Fulginiti, V. A., Henderson, D. A., Kempe, C. H.: Inactivated measles virus vaccine. Publ. Hlth Rep. (Wash.) **80**, 60 bis 64 (1965).

[83] Frischknecht, W., Ulrich, J.: Zur Frage der Masernimpfung (EEG-Befunde nach unkomplizierten Masern). Praxis (Bern) **15**, 1305—1307 (1962).

[84] Fulginiti, V. A.: Simultaneous measles exposure and immunization. Arch. ges. Virusforsch. **16**, 300—304 (1965).

[85] Fulginiti, V. A., Kempe, C. H.: A comparison of measles neutralizing and hemagglutination inhibition antibody titers in individual sera. Amer. J. Epid. Vol. 82, 135—142 (1965).

[86] Gard, S.: Remarks on the pathogenesis of measles encephalitis. Arch. ges. Virusforsch. **16**, 140 (1965).

[87] Gard, S., Carlström, G., Lagercrantz, R., Norrby, E.: Immunization with inactivated measles virus vaccine. Seminar on the Epidemiology and Prevention of Measles and Rubella, Paris (June 1964).

[88] —: Immunization with inactivated measles virus vaccine. Arch. ges. Virusforsch. **16**, 315—323 (1965).

[89] Gibbs, F. A., Gibbs, E. L., Carpenter, P. R.: Electroencephalographic abnormality in "uncomplicated" childhood diseases. J. amer. med. Ass. Vol. 171, 1050—1055 (1959).

[90] Gibbs, F. A., Gibbs, E. L., Rosenthal, I. M.: Electroencephalographic study of children immunized against measles with live attenuated virus vaccine. New Engl. J. Med. Vol. 264, 800—801 (1961), ref. Bull. Hyg. (Lond.) **36**, 918 (1961).

[91] Gibbs, F. A., Rosenthal, I. M.: Electroencephalography in natural and attenuated measles. Amer. J. Dis. Child. Vol. 103, 395—400 (1962).

[92] Goffe, A. P.: Rubeola. Prospects in prophylaxis of measles. Kongreßberichte. 6. Internat. Kongreß f. mikrobiolog. Standardisierung, Wiesbaden 1960, S. 178.

[93] Grafe, A., Kuhn, R. B.: Die Potenzierung von Impfstoffen durch Al_2O_3-Adsorption. I. Mitteilung: Al_2O_3-Polio-Impfstoffe. Arzneimittelforsch. **12**, 33—37 (1962).

[94] Grantova u. Milek: Infektionskrankheiten und Gravidität. Dtsch. med. J. **18**, 489 bis 496 (1967).

[95] Grasset, N., Gear, J. H. S.: Measles vaccination in South Africa. Arch. ges. Virusforsch. **16**, 254—256 (1965).

[96] Greenberg, M., Appelbaum, E., Pellitteri, O., Eisenstein, D. T.: Measles encephalitis. II. Treatment with gamma globulin. J. Pediat. **46**, 648—653 (1955).

[97] Greenberg, M., Pellitteri, O., Eisenstein, D. T.: Measles encephalitis. I. Prophylactic effect of gamma globulin. J. Pediat. **46**, 642—647 (1955).

[98] Gresser, L.: Production of interferon by suspensions of human leukocytes. Proc. Soc. exp. Biol. (N. Y.) Vol. 108, 799—803 (1961).

[99] Grimm, J., Polster, H.: Prophylaxe der Masern mit Human-Gammaglobulin „Dessau". Dtsch. Gesundh.-Wes. **20**, 1533—1541 (1965).

[100] Gripenberg, U.: Chromosomal aberrations associated with virus infections in man. Genetics today **1**, 311 (1963).

[101] Grob, P.: Aktive Masernschutzimpfung. Schweiz. med. Wschr. **95**, 5—13 (1965).

[102] Gudnadottir, M., Black, F. L.: Measles vaccination in adults with and without complicating conditions. Arch. ges. Virusforsch. **16**, 521—523 (1965).

[103] Günther, O.: Encephalitis als Immunreaktion. Arzneimittelforsch. **16**, 216 (1966).

[104] Haas, R., Vivell, O.: Virus- und Rickettsieninfektionen des Menschen. J. F. Lehmanns Verlag, München 1965.

[105] Haas, R., Vivell, O., Buentomalo, L. u. a.: Virologische und klinische Beobachtungen nach aktiver Masernschutzimpfung. 2. Mitt. Dtsch. med. Wschr. **91**, 569–574 (1966).

[106] Haas, R., Vivell, O., Gädecke, R. u. a.: Virologische und klinische Beobachtungen nach aktiver Masernschutzimpfung. Dtsch. med. Wschr. **90**, 193–200 (1965/I).

[107] Häckel, A.: Erfahrungen mit Humanglobulin zur Masernprophylaxe. Kinderärztl. Prax. **20**, 298 (1952).

[108] Halonen, P., Forssell, P., Backman, A.: A follow-up study of immunity in children vaccinated with live attenuated measles virus vaccine. Arch. ges. Virusforsch. **16**, 268–272 (1965).

[109] Harnden, D. G.: Cytogenic studies on patients with virus infections and subjects vaccinated against yellow fever. Amer. J. hum. Genet. **16**, 204–213 (1964).

[110] Harris, R. J. C., Dougherty, R. M., Biggs, P. M. u. a.: Contaminant viruses in two live virus vaccines produced in chick cells. J. Hyg. (London) 64, 1–7 (1966).

[111] Hathaway, B. M.: Generalized dissemination of giant cells in lymphoid tissue in prodromal stage of measles. Arch. Path. **19**, 819–824 (1935).

[112] Heide, K.: Warum können Gammaglobulinfraktionen nicht ohne Gefahr intravenös gegeben werden? Dtsch. med. Wschr. **86**, 316 (1961).

[113] Hempel, H.-C., Starke, G., Grimm, J., Hlinak, P., Nöbel, B.: Ergebnisse eines Feldversuches mit einer Masern-Lebendvakzine eigener Herstellung. Dtsch. Gesundh.-Wes. **22**, 547–553 (1967).

[114] Hendrickse, R. G., Montefiore, D., Sherman, P. M.: Measles vaccine trials in Ibadan. Arch. ges. Virusforsch. **16**, 251–253 (1965).

[115] Hendrickse, R. G., Montefiore, D., Sherman, P. M., Sofoluwe, G. O.: A further study on measles vaccination in Nigerian children. Bull. Wld Hlth Org. Vol. 32, 803–808 (1965).

[116] Henigst, W., Müller, F.: Über die Wirksamkeit von Masernimpfstoff bei Säuglingen und Kleinkindern. Dtsch. med. Wschr. **91**, 1773 (1966).

[117] Henneberg, G.: Experimente mit Depotimpfstoff. Arzneimittelforsch. **15**, 705–706 u. 1003–1008 (1965).

[118] —: Möglichkeiten einer spezifischen Therapie. Vortrag vor dem Lesser-Loewe-Colloquium für Dynamische Biochemie, Mannheim, 17. 1. 1968.

[119] Henneberg, G., Drescher, J., Grützner, L.: Immunogenic activity of aqueous and aluminium oxide adsorbed poliovirus vaccine in Macaca mulatta. Amer. J. Hyg. **75**, 44–55 (1962).

[120] Hennessen, W.: Masernimpfung. Aussprache Dtsch. Ges. Kinderheilk., München, Sept. 1964. Mschr. Kinderheilk. **113**, 156 (1965).

[121] Hennessen, W., Mauler, R.: Hypersensitisation by measles virus. Lancet I, 902 (1967).

[122] Hilleman, M. R.: On the oncogenicity of ordinary viruses. Arch. ges. Virusforsch. **16**, 338 (1965).

[123] Hitzig, W. H.: Die Gammaglobuline in der Therapie der Infektionskrankheiten. Praxis **53**, 503 (1964).

[124] Hoekenga, M. T., Schwarz, A. J. F., Palma, C., Boyer, Ph. A.: Experimental vaccination against measles. II. Test of live measles and live distemper vaccine in human volunteers during a measles epidemic in Panama. J. Amer. med. Ass. Vol. 173, 868–872 (1960).

[125] Hongkong Measles Vaccine Committee: Comparative twill of live attenuated measles vaccine in Hongkong by intramuscular and intradermal injection. Bull. Wld Hlth Org. Vol. 36, 375 (1967).

[126] Hozinsky, V. I., Seibil, V. B., Tyufanov, A. V., Ralph, N. M.: On genetiv heterogenicity of strains and characteristic of measles virus clones. IX. Int. Congr. Microbiol., Moskau 1966, S. 485–486.

[127] Hutchins, G., Janeway, C. A.: Observations on the relationship of measles and remissions in the nephrotic syndroms. Amer. J. Dis. Child. Vol. 73, 242 (1947).

[128] Huth, E.: Nephroseheilung nach Masern. Arch Kinderheilk. **168**, 178–196 (1963).

[129] Ikić, D., Mravunac, B., Manhalter, T., Hećimović, M., Miletić, P.: Report on vaccination with further attenuated measles vaccine (Schwarz strain) in Croatia. Radovi Imunoloskog Zavoda Zagreb Vol. V i VI, 147–153 (1966).

[130] Imagawa, D. T., Goret, P., Adams, J. M.: Immunological relationships of measles, distemper, and Rinderpest viruses. Proc. nat. Acad. Sci. (Wash.) **46**, 1119–1123 (1960).

[131] Isaacs, A., Lindenmann, J.: Virusinterferenz: I. Interferon. Proc. Roy. Soc. B. **147**, 258 (1957).

[132] Janeway, C. A.: Clinical use of products of human plasma fractionation. II. Gamma globulin in measles. J. amer. med. Ass. Vol. 126, 674–680 (1944).

[133] —: Clinical use of blood derivatives. J. amer. med. Ass. Vol. 138, 859 (1948).

[134] Kahlow, A.: Masern-Antikörper bei ausgewählten Personengruppen (Kindergärtnerinnen, Schwangeren u. a., Masernkranken mit Komplikationen). Diss. Berlin 1967, Zbl. Bakt., I. Abt. Orig. Bd. 201, 153–165 (1966).

[135] Karelitz, S., Markham, F. S.: I. Immunity after modified measles. II. Reexposure to measles and the neutralizing antibody titer. Amer. J. Dis. Child. Vol. 103, 682–687 (1962).

[136] Karelitz, S., Schluederberg, A.: A regimen for immunization against measles. J. amer. med. Ass. Vol. 191, 1067 (1965).

[137] Karelitz, S., Schluederberg, A., Kanchanavatee, P., u. a.: Killed measles vaccine prior to seven months of age followed by attenuated live virus vaccine at nine months. Arch. ges. Virusforsch. **16**, 343–346 (1965).

[138] Karzon, D. T.: Studies on a neutralizing antibody against canine distemper virus found in man. Pediatrics **16**, 809–818 (1955).

[139] —: Measles virus. Ann. N. Y. Acad. Sci. **101**, 527 (1962).

[140] Katz, S. L.: Frontiers in measles prophylaxis. N. Y. St. J. Med. **63**, 377–381 (1963).

[141] —: Immunization with live attenuated measles virus vaccines: Five year's experience. Arch. ges. Virusforsch. **16**, 222–230 (1965).

[142] Kempe, C. H., Ott, E. W., Vincent, L. St., Maisel, J. C., Denver: Studies on an Attenuated Measles-Virus Vaccine. III. Clinical and Antigenic Effects of Vaccine in Institutionalized Children. New Engl. J. Med., Vol. 263, 162–165 (4), (1960).

[143] Koch, F.: Masernprophylaxe mit Gammaglobulin. Dtsch. med. Wschr. **79**, 1324 (1954).

[144] Koecke, H. U., Müller, M.: Formwechsel und Anzahl der Chromosomen bei Huhn und Ente. Naturwissenschaften **52**, 483 (1965).

[145] Koprowski, H.: The role of hyperergy in measles encephalitis. Amer. J. Dis. Child. Vol. 103, 273–278 (1962).

[146] Krugman, S.: Measles immunization: Combined vaccinations. Arch. ges. Virusforsch. **16**, 339–342 (1965).

[147] Loos, J.: Kann man Masern zweimal bekommen? Wien. klin. Wschr. **37**, 981 (1924).

[148] Lorenz, E., Rossipal, E.: Zur Frage der Resistenzverminderung bei Masern. Mschr. Kinderheilk. **113**, 161–162 (1965).

[149] Lwoff, A.: Factors influencing the evaluation of viral diseases at the cellular level and in the organism. Bact. Rev. **23**, 109 (1959).

[150] Maeyer, E. de, Enders, J. F.: An interferon appearing in Cell cultures infected with measles virus. Proc. Soc. exp. Biol. (N. Y.) Vol. 107, 573–578 (1961).

[151] —: Growth characteristics, interferon production and Plaque formation with different lines of Edmonston measles virus. Arch. ges. Virusforsch. **16**, 151–160 (1965).

[152] Marder, E., Mauler, R., Hennessen, W.: Prüfung der Verträglichkeit von Masern-Spaltimpfstoff und Quinto-Virelon. (Fünffachimpfstoff gegen Diphtherie, Keuchhusten, Tetanus, Poliomyelitis und Masern.) Dtsch. Ärztebl. **64**, 2470 (1967).

[153] Mares, I., Drevo, M., Starek, M., Adam, E., Zavadova, H.: Live measles vaccine prepared in dog kidney cells. I. Preparation and control of the vaccine. J. Hyg. Epidem. (Praha) **X**, 1, 94–103 (1966).

[154] Markham, F. S., Levine, S.: The absence of serologic responses by children and adults to avian leukosis virus in measles vaccine. Arch. ges. Virusforsch. **16**, 305–310 (1965).

[155] Martin, Ch. M., Manfredonia, S. J., Webb, N. C., Markham, F. S., Ruegsegger, J. M.: Controlled trial of live measles vaccine. Effects of age, history of measles in siblings, prevaccine antibody, and human γ-globulin on symptomatic and immune response. Amer. J. Dis. Child. Vol. 106, 267–279 (1963).

[156] Mastyukova, Y. N., Khait, S. L.: Use of tissue cultures for the quantitative determination of the specific antibody content of measles gamma globin. Probl. Virol. (N. Y.) **5**, 371 (1960).

[157] Mastyukova, Y. N., Saraeva, N. T., Raikhstat, G. N., u. a.: Serological Indicies in Modified Measles due to Serological Prophylaxis. Vop. Virus **5**, 540–547 (1967).

[158] Masuno, S., Kaneko, T., Arakawa, S.: Durability of Antibodies Induced by Inactivated Measles Virus Vaccine. Zbl. Bakt., I. Abt. Orig. Bd. 206, 353–360 (1968).

[159] Mauler, R., Hennessen, W.: Virus induced alterations of chromosomes. Arch. ges. Virusforsch. **16**, 175–181 (1965).

[160] McDonagh, Th. J.: Passive Immunization with Gamma Globulin. Bull. N. Y. Acad. Med. **42**, 850–861 (1966).

[161] Measles Vaccines Committee: Vaccination against measles. A study of clinical reactions and serological responses of young children. A Report to the Medical Research Council. Brit. med. J. Vol. 1, 817–823 (1965).

[162] Medical Research Council: Vaccination against measles. A clinical trial of live measles vaccine given alone and live vaccine preceded by killed vaccine. Brit. med. J. Vol. 1, 441—446 (1966).

[163] MEIO, J. L. DE: Measles virus hemolysin. Virology **16**, 342 (1962).

[164] MEIO, J. L. DE, GOWER, T. A.: Hemagglutination by measles virus. Virology **13**, 367 (1961).

[165] MELLMAN, W. J., WETTON, R.: Depression of the tuberculin reaction by attenuated measles virus vaccine. J. Lab. clin. Med. **61**, 453—458 (1963).

[166] MELNOTTE, P., BERTIER, P., COLIS, A.: Rougeole et cutiréactions tuberculiniques. Ann. Méd. **47**, 323—340 (1946).

[167] MERIGAN, T. C., PETRALLI, J. K., WILBUR, S. R.: Circulating human interferon induced by measles vaccination and its in vivo antiviral efficacy. Clin. Res. **13**, 297 (1965).

[168] MEYER, E., BYERS, R. K.: Measles Encephalitis. A. follow-up study of 16 patients. Amer. J. Dis. Child. Vol. 84, 543—579 (1952).

[169] MEYER, H.: Chromosomenaberrationen bei Haustieren und ihre Bedeutung für Gesundheit und Fruchtbarkeit. Dtsch. Tierärztl. Wschr. **72**, 282—285 (1965).

[170] MEYER, H. M. jr.: Mass vaccination against measles in Upper Volta. Arch. ges. Virusforsch. **16**, 243—245 (1965).

[171] —: Field experience with combined live measles, smallpox and yellow fever vaccines. Arch. ges. Virusforsch. **16**, 365—366 (1965).

[172] MEYER, H. M., BERNHEIM, B., ROGERS, N. G.: Titration of live measles and smallpox vaccines by jet inoculation of susceptible children. Proc. Soc. exp. Biol. (N. Y.) Vol. 118, 53 (1965).

[173] MILLER, D. L.: Frequency of complications of measles. Report on a national inquiry by the Public Health Lab. Service with the Society of Medical Officers of Health. Brit. med. J. Vol. 2, 75—78 (1964).

[174] MILLIAN, S. J., SCHAEFFER, M.: Measles neutralizing and HI antibody titers of human gamma globulin preparations. Publ. Hlth Rep. (Wash.) **80**, 65—67 (1965).

[175] MILOVANOVIĆ, M. V.: Live measles vaccine trials in Yugoslavia. Arch. ges. Virusforsch. **16**, 231—242 (1965).

[176] MITUS, A., ENDERS, J. F., CRAIG, J. M., HOLLOWAY, A.: Persistence of measles virus and depression of antibody formation in patients with giant-cell pneumonia after measles. New Engl. J. Med. Vol. 261, 882—889 (1959).

[177] MITUS, A., ENDERS, J. F., EDSALL, G., HOLLOWAY, A.: Measles in children with malignancy. Problems and prevention. Arch. ges. Virusforsch. **16**, 331—337 (1965).

[178] MITUS, A., HOLLOWAY, A., EVANS, A. E., ENDERS, J. F.: Attenuated measles vaccine in children with acute leukemia. Amer. J. Dis. Child. Vol. 103, 413—418 (1962).

[179] MORLEY, T. C., MARTIN, W. J., ALLEN, I.: Masern in Westafrika. W. Afr. med. J. **26**, 24 (1967).

[180] MÜLLER, R.: Medizinische Mikrobiologie, 4. Aufl., S. 435, Urban u. Schwarzenberg, München/Berlin 1950.

[181] NADER, PH. R., SILLS, J. R., CALAFIORE, D., WARREN, R. J.: Measles epidemic control in Mason Country, Kentucky, 1965 to 1966. J. amer. med. Ass. Vol. 200, 811—814 (1967).

[182] Nagler, F. P., Foley, A. R., Furesz, J., Martineau, G.: Studies on attenuated measles virus vaccines in Canada. Bull. Wld Hlth Org. Vol. 32, 791–801 (1965).

[183] National Communicable Dis. Center, US Department of Health, Education, and Welfare. Morbidity and Mortality Vol. 15, 138 (1966).

[184] National Communicable Dis. Center, US Department of Health, Education, and Welfare. Morbidity and Mortality Vol. 16, No. 40, 1967.

[185] Neurath, A. R., Norrby, E. C. J.: Further elucidation of the measles virus hemolysin based on inactivation studies. Arch. ges. Virusforsch. **15**, 651 (1965).

[186] Nichols, W. W.: Relationship of viruses, chromosomes and carcinogenesis. Hereditas Bd. 50, 53–80 (1963).

[187] Nichols, W. W., Levan, A.: Measles associated chromosome breakage. Arch. ges. Virusforsch. **16**, 168–174 (1965).

[188] Nichols, W. W., Levan, A., Hall, B., Östergren, G.: Measles-associated chromosome breakage. Preliminary communication. Hereditas Bd. 48, 367–370 (1962).

[189] Nichols, W. W., Levan, A., Kato, R., Ahlstrom, C. G.: Some relationship of viruses and chromosomes. Genetics Today Vol. 1, 311 (1963).

[190] Nicolle, Ch., Conseil, E.: Pouvoir préventif du sérum d'un malade convalescent de rougeole. Bull. Soc. méd. Hôp. Paris **42**, 336–339 (1918).

[191] Norrby, E. C. J.: Hemagglutination by measles virus. I. The production of heamagglutinin in tissue culture and the influence of different conditions on the hemagglutinating system. Arch. ges. Virusforsch. **12**, 153 (1962).

[192] —: II. Properties of the hemagglutinin and of the receptors on the erythrocytes. Arch. ges. Virusforsch. **12**, 164 (1962).

[193] — : III. Identification of two different hemagglutinins. Virology **19**, 147 (1963).

[194] —: Hemagglunination by measles virus. IV. A simple produce for production of high potency antigen for hemagglunination-inhibition (HI) tests. Proc. Soc. exp. Biol. (N. Y.) Vol. 111, 814 (1962).

[195] —: Separation of measles virus components by equilibrium sedimentation in CsCl gradients. I. Crude and Tween and ether treated concentrated tissue culture material. Arch. ges. Virusforsch. **14**, 306 (1964).

[196] Norrby, E. C. J., Carlström, G., Lagercrantz, R., Gard, S.: Measles vaccination. II. Antibody titers 8 to 9 months after vaccination with an inactivated vaccine. Acta paediat., Uppsala **53**, 533–540 (1964).

[197] Norrby, E. C. J., Falksveden, L. E.: Some general properties of the measles virus haemolysin. Arch. ges. Virusforsch. **14**, 474 (1964).

[198] Norrby, E. C. J., Lagercrantz, R., Gard, S.: Measles vaccination. IV. Responses to two different preparations given as fourth dose. Brit. med. J. Vol. 1, 813–817 (1965).

[199] Norrby, E. C. J., Magnusson, P., Falksveden, L. G., Grönberg, M.: Separation of measles virus components by equilibrium sedimentation in CsCl gradients. II. Studies on the large and the small hemagglutinin. Arch. ges. Virusforsch. **14**, 462 (1964).

[200] Nu, S., Kamahora, J.: Detection of measles viral antigen in the lymph node of cynomolgus monkeys infected with measles. Biken's J. **7**, 71–73 (1964).

[201] Nu, S., Kamahora, J., Okuno, Y., u. a.: Studies on the biological effects of live attenuated measles vaccines in monkeys. Biken's J. **7**, 65–69 (1964).

[202] Numazaki, Y., Karzon, D. T.: Density separable fractions during growth of measles virus. J. Immunol. Vol. **97**, 458 (1966).

[203] —: Soluble antigen of measles virus. J. Immunol. Vol. 97, 470 (1966).

[204] Ohno, S.: Sex chromosomes and microchromosomes of gallus domesticus. Chromosoma **11**, 484--498 (1961).

[205] Okuno, Y.: Studies on the prophylaxis of measles with attenuated and inactivated measles virus. Berichte, 6. Int. Kongreß f. mikrobiolog. Standardisierung, Wiesbaden 1960, 222.

[206] —: Further observations on immunization with live attenuated measles virus vaccine by inhalation. Arch. ges. Virusforsch. **16**, 294—299 (1965).

[207] Okuno, Y., Ueda, S., Hosai, H., u. a.: Studies on the combined use of killed and live measles vaccines. I. Correlation between antibody titers following injection of killed vaccine and clinical reactions after live vaccine inoculation. Biken's J. **8**, 73—80 (1965).

[208] —: II. Advantages of the inhalation method. Biken's J. **8**, 81—85 (1965).

[209] Ordman, C. W., Jennings, C. G. jr., Janeway, C. A.: Chemical, clinical and immunological studies on the products of human plasma fractionation. XII. The use of concentrated normal human serum gamma globulin (human immune serum globulin) in the prevention and attenuation of measles. J. clin. Invest. **23**, 541—549 (1944).

[210] Packer, A. D.: The influence of maternal measles on the unborn child. Med. J. Aust. **1**, 835—838 (1950).

[211] Pakes, S. P., Griesemer, R. A.: Current status of chromosome analysis in veterinary medicine. J. Amer. Vet. Med. Ass. Vol. 146, 138—145 (1965).

[212] Pan, R. M. Du: La vaccination antirougeoleuse par les vaccins vivants. Bull. Wld Hlth Org. Vol. 32, 331—337 (1965).

[213] Pan, R. M. Du, Buser, F., u. a.: Que penser de la vaccination contre la rougeole en Suisse? Schweiz. med. Wschr. **95**, 13—17 (1965).

[214] Panum, P. L.: Beobachtungen über das Maserncontagium. Virchows Arch. **1**, 492—512 (1847).

[215] Peck, F. B. jr.: Immunization against measles with inactivated vaccine. Arch. ges. Virusforsch. **16**, 324—328 (1965).

[216] Peries, J. R., Chany, C.: Activité hémagglutinante et hemolytique du virus morbilleux. C. R. Acad. Sci. (Paris) **251**, 820 (1960).

[217] Perkins, F. T.: Passive prophylaxis of measles. Arch. ges. Virusforsch. **16**, 210 bis 217 (1965).

[218] —: Passive prophylaxis of measles. Seminar on the epidemiology and prevention of measles and rubella, Paris 15.—17. June 1964, zit. bei Enders-Ruckle (73).

[219] Petralli, J. K., Merigan, T. C., Wilbur, J. R.: Circulating human interferon after measles vaccination. New Engl. J. Med. Vol. 273, 198—201 (1965), zit. bei Byrne, E. B., u. a. (36).

[220] Pette, E., Kuwert, E.: Evaluation of multiple sclerosis sera against measles antigen in the complement fixation test. Arch. ges. Virusforsch. **16**, 141—147 (1965).

[221] Pirquet, C. F. von: Das Verhalten der kutanen Tuberkulinreaktion während der Masern. Dtsch. med. Wschr. **34**, 1297—1300 (1908).

[222] —: Das Bild der Masern auf der äußeren Haut. Z. Kinderheilk. **6**, 1 (1913).

[223] Poliomyelitis (The) Vaccine Evaluation Center, Univ. of Michigan, April 12, 1955: An Evaluation of the 1954 Poliomyelitis Vaccine Trials. Summary Report („Francis-Bericht").

[224] Raisbeck, B.: Isochromosomes in the chicken. Nature (Lond.), Vol. 212, 727–728 (1966).

[225] Rapp, F.: Plaque differentiation and replication of virulent and attenuated strains of measles virus. J. Bact. **88**, 1448–1459 (1964).

[226] Regional Office for Europe, WHO, Copenhagen: Virus disease control. Report on a European Symposium, Moskau, 19 to 23 July, 1966.

[227] Rey, M., Baylet, R., Diop Mar, I., Cantrelle, P.: Vaccination contre la rougeole en milieu coutumier sénégalais par le vaccin vivant atténué Edmonston B. Arch. ges. Virusforsch. **16**, 260–267 (1965).

[228] Ristori, C., Boccardo, H., Borgono, J. M., Miranda, M.: Mass vaccination against measles in Chile with the Enders live vaccine. Arch. ges. Virusforsch. **16**, 246–250 (1965).

[229] Roberts, J. A.: A study of the antigenic relationship between human measles virus and canine distemper virus. J. Immunol. Vol. 94, 622–628 (1965).

[230] Rosanoff, E. J.: Hemagglutination and hemadsorption by measles virus. Proc. Soc. exp. Biol. (N. Y.) Vol. 106, 563 (1961).

[231] Rosen, L.: Hemagglutination and hemagglutination-inhibition with measles virus. Virology **13**, 139 (1961).

[232] Ruckle, G., Rogers, K. D.: Studies with measles virus. II. Isolation of virus and immunologic studies in persons who have had the natural disease. J. Immunol. Vol. 78, 341 (1957).

[233] Sabina, L. R.: Identification of attenuated strains. Amer. J. Dis. Child. Vol. 103, 305 (1962).

[234] Sandow, J.: Einfluß des ersten Antigenreizes auf die weitere Immunisierbarkeit. Diss. Berlin, 1968.

[235] Satgé, P., Baylet, R., Rey, M., Dan, V., Pierre, J. L.: Possibilités d'utilisation du vaccin antirougeoleux inactivé en association. Arch. ges. Virusforsch. **16**, 358–364 (1965).

[236] Schaffer, Ch. F., Rake, J., Hodes, H. L.: Isolation of virus from a patient with fathal encephalitis complicating measles. Amer. J. Dis. Child. Vol. 64, 815 (1942).

[237] Scheidegger, S.: Encephalomyelitis nach Masern (in „Allgemeine Pathologie der Virusinfektion"), Handb. Allg. Pathologie, Bd. 11/II, „Belebte Umweltfaktoren", Verlag Julius Springer, 1965.

[238] Schluederberg, A.: Modification of immune response by previous experience with measles. Arch. ges. Virusforsch. **16**, 347–350 (1965).

[239] Schluederberg, A., Karelitz, S.: Suppression of measles 19 S antibody formation as evidence of immunity. J. amer. med. Ass. Vol. 191, 1064 (1965).

[240] Schrader, A.: Die tierexperimentelle „allergische" Encephalomyelitis und die sogenannten Entmarkungskrankheiten des Menschen. Verh. Dtsch. Ges. Inn. Med. **68**, 440–454 (1962).

[241] Schubart, U.: Tierexperimentelle Untersuchungen zur Anergie bei Masern. Diss. Berlin, 1968.

[242] Schwarz, A. J. F., Anderson, J. T.: Immunization with a further attenuated live measles vaccine. Arch. ges. Virusforsch. 16, 273—278 (1965).

[243] Seitelberger, F., Zischinsky, H.: Rubeolen Encephalitis. Münch. med. Wschr. **36**, 1681—1685 (1962).

[244] Sejda, J., Helcl, J., Strauss, J.: Observations of the protective effect of live measles vaccines in the first year after vaccination. J. Hyg. Epidem. (Praha), X, 3, 288—295 (1966).

[245] Shroit, I. G., Kozlyuk, A. S.: Data on immunomorphology of experimental measles. Mitotic activity as an indicator of immunogenesis. Vop. Virus 3, 332—336 (1966).

[246] Sinyak, K. M., Chumakov, M. P., Voroshilova, M. K., Liganova, L. V. u. a.: Controlled observations of the incidence of diseases and post-vaccination reactions in children within three weeks after vaccination with live measles vaccine of the USSR AMS from ESC strain. Vop. Virus 4, 414—415 (1967).

[247] Slonim, D.: Pers. Mitt. 1966.

[248] Smithwick, E. M., Berkovich, S.: In vitro suppression of the lymphocyte response to tuberculin by live measles virus. Proc. Soc. exp. Biol. (N. Y.) Vol. 123, 276 bis 278 (1966).

[249] Smorodintsev, A. A., Boychuk, L. M., Shikina, E. S., Mershalova, V. N., Tares, L. Y., Aminova, M. G., Revenok, N. D., Safarov, D. I.: Experience in USSR in the prevention of measles by use of live vaccines. Symp. Intern. sur la Standardisation des Vaccins contre la Rougeole, Lyon 1964, p. 26—33.

[250] —: Prevention of measles by use of live vaccines in the USSR. Arch. ges. Virusforsch. **16**, 284—293 (1965).

[251] Starck, von: Zweimalige Erkrankung an Masern. Wien. klin. Wschr. **37**, 1325 (1924).

[252] Starr, S., Berkovich, S.: Effects of measles, gamma globulin, modified measles, and vaccine measles on the tuberculin test. New. Engl. J. Med. Vol. 270, 386—391 (1964).

[253] Stenschke, G.: Versuche zur Qualitätsänderung von Diphtherietoxoid-Impfstoffen, speziell der Verbesserung der Depotwirkung, um die Anzahl der Wiederholungsimpfungen einzuschränken. Diss. Berlin, 1963.

[254] Stokes, J.: Amer. J. Hyg. 74, 293 (1961), zit. bei Enders-Ruckle, G., u. a. (63).

[255] Stokes jr., J., Maris, E. P., Gellis, S. S.: The use of concentrated normal human serum gamma globulin (human serum immune globuline) in the prevention and attenuation of measles. J. clin. Invest. **23**, 531—541 (1944).

[256] Syrucek, L., u. a.: Comparative trial of live measles vaccines in CSSR. Bull. Wld Hlth Org. Vol. 32, 779—789 (1965).

[257] Terxy, L. L.: Opening remarks. Amer. J. Dis. Child. **103**, 217—218 (1962).

[258] Tint, H.: A note on the neuropathology of measles strains. Symp. Intern. sur la Standardisation des Vaccins contre la Rougeole, Lyon 1964, p. 49—53.

[259] Tischer, I.: Haemagglutination und Haemagglutinationshemmteste mit Masernvirus unter Verwendung RDE-behandelter Affenerythrocyten. Zbl. Bakt., I. Abt. Orig. **204**, 466—476 (1967).

[260] Togo, Y.: Hemagglutination-inhibition Test in study of measles immunity. Am. J. Hyg. **79**, 250 (1964).

[261] Toyoshima, K., Kitawaki, T., Otsu, K., Kunita, N.: The use of mice in potency assays of inactivated measles virus vaccines. Biken's J. **8**, 95–102 (1965).

[262] Trump, R. C., White, Th. R.: Cerebellar ataxia presumed due to live, attenuated measles virus vaccine. J. amer. med. Ass. Vol. 199, 129–130 (1967).

[263] Uchida, N., Takeda, H.: Concerning the problems in the bioassay of the measles vaccine, live attenuated. Jap. J. med. Sci. Biol. **18**, 52–53 (1965).

[264] Ueda, S., Hosai, Minekawa, Y., Okuno, Y.: Studies on the combined use of killed and live measles vaccines. III. Conditions for the "Take" of live vaccine. Biken's J. **9**, 97–101 (1966).

[265] Vahlquist, B.: Die akuten Infektionskrankheiten. In: Fanconi, G., und Wallgren, A.: Lehrbuch der Paediatrie. Benno Schwabe Verlag, Basel/Stuttgart, 1961.

[266] Vivell, O., Haas, R., Gädeke, R., Signer, E., Luthardt, Th., Schumacher, H.: Klinische, virologische und serologische Untersuchungen bei Masern-Schutzimpfung. Mschr. Kinderheilk. **113**, 181–183 (1965).

[267] Voroshilowa, M. K., Chumakow, M. R., Sinyak, K. M., Palko, L. K., Romanenko, V. F., Rodin, V. J., Karaslia, J. A., Khozinsky, V. J., Seibil, V. B., Zaprometova, L. V., Turakhodzhaevu, R. Z., Urin, A. J., Chudnaya, L. M.: Untersuchung der immunologischen Aktivität des Masernlebendimpfstoffes aus dem Stamm ESC, der in der Akademie der Med. Wissenschaften der UdSSR hergestellt wurde. Vop. Virus **4**, 415 (1967).

[268] Wallgren, A.: The future of measles vaccination. Arch. ges. Virusforsch. **16**, 367 bis 376 (1965).

[269] Warren, J.: The relationship of the viruses of measles, canine distemper and Rinderpest. Advanc. Virus Res. **7**, 27–60 (1960).

[270] Warren, J., Gallian, M. J.: Concentrated inactivated measles virus vaccine. Amer. J. Dis. Child. Vol. 103, 418–423 (1962).

[271] Warren, J., Nadel, M. K., Slater, E., Millian, St. J.: The canine distemper-measles complex. I. Immune response of dogs to canine distemper and measles viruses. Amer. J. vet. Res. **21**, 111–119 (1960).

[272] Waterson, A. P.: Mcasles virus. Arch. ges. Virusforsch. **16**, 57–80 (1965).

[273] Waterson, A. P., Cruickshank, J. G., Lawrence, G. D., Kanarek, A. D.: The nature of measles virus. Virology **15**, 379 (1961).

[274] Waterson, A. P., Rott, R., Ruckle-Enders, G.: The components of measles virus and their relation to Rinderpest and distemper. Z. Naturforsch. Bd. 186, 377 (1963).

[275] Watson, G. I.: Studies on killed and attenuated measles vaccines in general practice. Brit. med. J. Vol. 2, 13–16 (1965).

[276] Weidenmann, W.: Masernkomplikationen aus chirurgischer Sicht. Vortrag vor der Berl. Mikrobiolog. Ges. 21. 2. 1967, Zbl. Bakt., I. Abt. Ref. 209, 449 (1967).

[277] Werner, E.: Masernkomplikationen aus internistischer Sicht. Forschung – Praxis – Fortbildung **17**, 656–659 (1966).

[278] Wigand, R.: Serologische Reaktionen bei Virus- und Rickettsien-Infektionen. In: Haas, R., und Vivell, O.: Virus- und Rickettsien-Infektionen des Menschen. J. F. Lehmanns Verlag, München, 1965, S. 65 ff.

[279] Winkelstein, W., Karzon, D. T., Rush, D., Mosher, W. E.: A field trial of inactivated measles virus vaccine in young school children. Protection during 27 months of follow-up. J. Amer. med. Ass. Vol. 194, 494–498 (1965).

[280] Witzell, H.: Zur Antikörperbıldung nach Impfung mit gemischten Impfstoffen. Diss. Berlin, 1965.

[281] Wld Hlth Org. Chronicle, Vol. 21, 95 (1967).

[282] Wld Hlth Org. Expert Committee on Biological Standardization: 18. Report. Wld Hlth Org. techn. Rep. Ser. No. 329 (1966).

[283] Wld Hlth Org. techn. Rep. Ser. No. 263 (1963): Measles Vaccines.

[284] Wld Hlth Org. techn. Rep. Ser. No. 325 (1966): Human Viral and Rickettsial Vaccines.

[285] Zakharova, M. S., Fadeeva, L. L., Lapaeva, I. A., Demidova, S. A. u. a.: Reactivity and Immunological Effectiveness of ADPT Vaccine with Measles and Influenza Antigens. Vop. Virus **5**, 535–539 (1967).

[286] Zhdanov, V. M., Dosser, E. M., Fadeeva, L. L.: Production and control of measles vaccine in the USSR. Amer. J. Dis. Child. Vol. 103, 502–505 (1962).

[287] Zischinsky, H.: Die Masern. Handb. Kinderheilk. Bd. 5 (1963).

[288] ohne Autorenangabe: Measles Encephalitis. Brit. med. J. Vol. 2, 64–65 (1966).

[289] ohne Autorenangabe: Measles vaccine studies. J. Amer. med. Ass. 196, 792 (1966).

[290] ohne Autorenangabe: Extensive clinical evaluations of a highly attenuated live measles vaccine. J. Amer. med. Ass. Vol. 199, 26–30 (1967).

Druck: Deutsche Zentaldruckerei, 1 Berlin 61

Druckfehler-Berichtigung

S. 8, oberste Zeile lies „1964“ statt „1946“.

S. 27, Zeile 13 von unten lies „der zytopathogene Effekt“ statt „derzytopthogene Effekt“.

S. 68, oberste Zeile lies „Masern-Gamma-Immunglobulins“ statt „Masern-Gamma-Immunglobins“.

S. 70, Zeile 23 von unten lies „hat sie s i c h wieder ausgeglichen“ statt „hat sie wieder ausgeglichen“.

Abhandlungen a. d. Bundesgesundheitsamt H. 8: Masernschutzimpfung